首・肩・腰・膝の痛みが
驚くほど簡単に良くなる

関節包内矯正
セルフケア

さかいクリニックグループ

副院長
廣田加津子

院長代理
小山和希

院長補佐
小杉賢司

統括部長
堀込信顕

監　修

さかいクリニックグループ・代表
酒井慎太郎

さかいクリニックグループ・診療部長
宗村大義

現代書林

はじめに

東京の王子で「さかいクリニックグループ」を開業して20年になります。首痛、肩痛、腰痛、膝痛など体の痛みに悩む方々を対象に、現在はスタッフ総出で1日170人以上、これまで延べ100万人を超える人たちに接してきました。

開業当時は近隣に住む方が多かったのですが、テレビなどマスコミに紹介されるようになり、元WBC世界フライ級王者の内藤大助さんの腰痛を治したことが知られ、高橋由伸さん始めプロ野球選手やオリンピック選手など一流アスリートの来院も増えました。そのことがさらに評判を呼んで、予約が取りづらい治療院と言われるようになったのです。

痛みに悩まされている方をお待たせするのは大変心苦しいのですが、日本一の治療院を目指して前に進もうと考えました。遠方から来られる場合、「近くの治療院を回っても少しも良くならない」「病院では手術しかないと言われたけれど、何とか手術をしないで治したい」というような難治性のケースが多くなります。教科書には載っていないような症例ばかりです。日本でも指折りの一流の整形外科の先生に手術を見学させていただいたり、手術のメリットとデメリットも詳しく教えていただいたりして、手術でしか治らないのかどうかの見極めを勉強しました。手術でしか治らないと判断した場合は、私が信頼できる病院へ紹介状を書くようにしています。

しかし、手術でしか治らないケースはごくわずかです。大半は手術をしないでも痛みは改善します。実際、「さかいクリニックグループ」に来院された方の99％が完治されています。そのことから、「さかいクリニックグループ」は《手術を回避する最後の砦》と思われているようです。

こうした実績を挙げられた理由は、問診に時間をさくこと、私が開発した「関節包内矯正」という手技、そしてセルフケアの指導にあります。

現在の日本の保険診療システムでは、なかなか問診に時間をかけられません。しかし、さまざまな体の痛みの根本原因は日常生活での姿勢や動作にあり、痛みの原因を突き止めるには、詳しく症状や生活習慣を聞かせていただく必要があります。

そして、悪い姿勢や動作を日常的に続けていることで体の関節が硬くなり、可動域も狭くなっています。ですから、関節をスムーズに動かせるようにして、可動域を広げることが痛みの解消につながります。その方法が「関節包内矯正」なのです。「関節包内矯正」とは、関節の骨と骨が接している部分に関節包という袋状の組織があり、その中で骨同士がくっついてしまっている状態を引き離すための手技です。これは、医科大学で解剖実習に参加させてもらった時に、関節包内の異常に気づいたのがきっかけで私が開発した手技です。繊細な感覚が必要な難易度の高い手技のため、マスターするには時間がかかります。「さかいクリニックグループ」では、実際に私が施術を受けてみてOKを出したスタッフしか施術できません。

さまざまな痛みを引き起こす根本原因が、悪い姿勢や日常生活の動作であるならば、そこを正していかなければ痛みは再発してしまいます。ですから、セルフケアの大切さを説明して実践していただくことが大変重要なのです。

私が考案したセルフケアの一つにテニスボール・ストレッチがあります。硬くなった関節に刺激を与えて動きやすくする方法です。さまざまなスポーツ用品で試してみましたが、テニスボールの大きさや硬さなどがちょうどよかったのです。地方から飛行機や新幹線に乗って来院される方々が、施術を受けるまでがつらいと嘆かれるのを聞いて、何か良いセルフケアがあればと考えました。おかげさまで大変好評で、有名な大学病院の整形外科の先生もテレビなどで勧めてくださっています。

このように開業以来、真剣に治療に取り組んできましたが、私一人では施術できる数が限られてしまい、ますます予約しづらくなるばかりで、痛みに苦しむ人たちを長くお待たせすることになってしまいます。そこで、スタッフの育成にも力を注いできた結果、開業当初からのスタッフを始め、10年以上の経験を積んだ優秀な人材が育ってきました。

今回、私の理論や手技を学ぶと共に最新の検査機器や治療機器などについても勉強し、実績を挙げている４人の幹部スタッフが本書を執筆しました。首痛、肩痛、腰痛、膝痛に苦しんでいる人にとって参考になる内容だと思います。

本書が痛みを改善するきっかけとなれば幸いです。

今後も４人のような優秀なスタッフに支えられて、「さかいクリニックグループ」が《手術を回避する最後の砦》となるよう、頑張っていきたいと思います。

２０１８年９月

さかいクリニックグループ・代表　酒井慎太郎

目次

PART
2

肩痛は、驚くほど簡単に良くなる

さかいクリニックグループ・院長代理　小山和希

PART 3

腰痛は、驚くほど簡単に良くなる

さかいクリニックグループ・院長補佐　小杉賢司

PART

4

膝痛は、驚くほど簡単に良くなる

さかいクリニックグループ・統括部長　堀込信顕

PART

1

首痛は、驚くほど簡単に良くなる

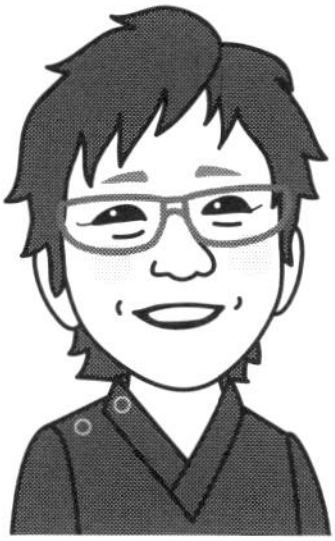

さかいクリニックグループ・副院長
廣田加津子

酒井慎太郎先生から
ひと言プロフィール

「痛みに悩む人たちの気持ちを引っ張る力が強い、情熱の人です」

さかいクリニックグループ・副院長　廣田加津子

「首痛や肩痛、腰痛、膝痛などは日常生活に大きな影響を与えるのですが、症状を改善するには、施術を受けるだけではなく、セルフケアを続けようという気持ちになっていただかないといけません。その点、廣田先生は痛みに悩まされている方々の気持ちを引っ張る力が強いのです。私自身、施術を100人するより、5人問診するほうが疲れるくらいなのですが、彼女は《実際に痛みに苦しんでいる人たちの声をしっかり聞くこと》をモットーに、エネルギッシュに向き合っています。その結果、絶大な信頼を得ているのです。

施術家の世界は体力的な面で女性が少ないのですが、廣田先生は技術と経験と情熱でカバーできることを実証しています。明るく、さっぱりした人柄で、『中居正広の金曜日のスマイルたちへ』（ＴＢＳテレビ）『幸せを創る手の物語』（テレビ東京）など、ＴＶ番組でも好評をいただいています」

首痛は放っておくと、どんどん重症化する！

スマホやパソコンなしでは日常生活が送れないような現在、首や肩のコリに悩まされている人は多いでしょう。湿布したり、マッサージに行ったりと応急処置でごまかしているうちに、コリや痛みが慢性化し、痛みや痺れが腕にまで広がっていき、頭痛や吐き気が伴うような状態に進んでしまいます。

最初は、筋肉疲労が原因で首や肩のコリが生じます。これは筋肉レベルでの痛みですが、そのまま放置しておくと、頸椎（首の骨）に異常が起きて頭痛などが発生する「頸椎症」となり、さらに頸椎の骨と骨の間にある椎間板（軟骨）内部のゼリー状の髄核が飛び出して神経を圧迫し、痛みや痺れが腕にまで及ぶ「頸椎椎間板ヘルニア」に。もっと重症になると、握力が低下し、脚まで痺れるなど「頸髄症」の段階になります。

コリや痛み、痺れなど《負の連鎖》がどんどん広がり、重症化していくのです。

1. 首コリや肩コリ

筋肉疲労

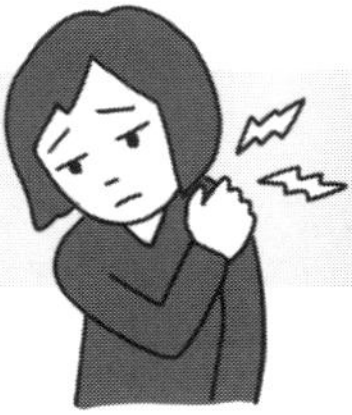

2. 頸椎症

頸椎に異常が発生、
頭痛や吐き気を伴うことも

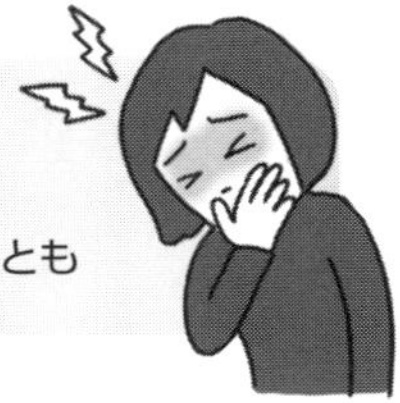

3. 椎間板ヘルニア

頸椎の椎間板の
髄核が突出し、
腕にも痛みや痺れが

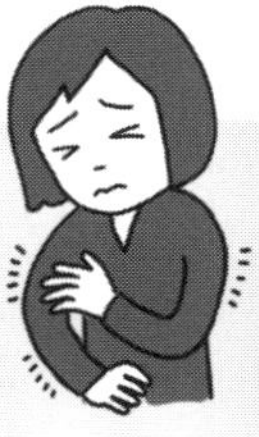

4. 頸髄症

握力低下、
脚にまで痛みや痺れが

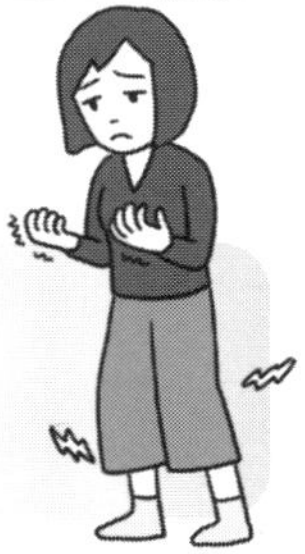

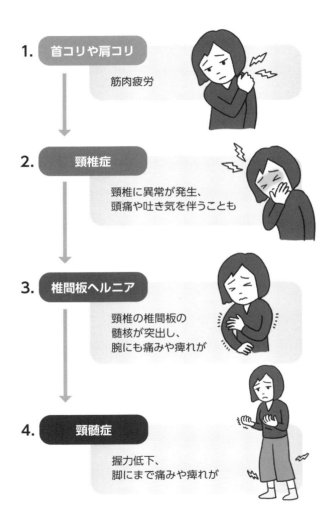

首の筋肉疲労の原因は前かがみの姿勢

一般的に首のコリの始まりは、筋肉の疲労によるものです。なぜ、首の筋肉疲労が起きるのでしょうか。

頸椎は7つの骨が連なっていて、前方に向かって緩やかなカーブを描いています。これを専門用語で「前弯」と言います。頸椎は体重の約10％もある頭を載せなければいけないので、カーブによって頭の重みを分散させているのです。つまり、頸椎がクッション機能を果たすことで、頭が背骨の真上に載るようになっています。

ところが、私たち現代人はスマホやパソコン、デスクワークなどで、前かがみやうつむき姿勢になりやすく、頸椎に過剰な負担がかかり、大切な頸椎のカーブが失われていきます。

胸椎は肋骨によって固定されていますが、頸椎には肋骨がなく自由に動くため、頸椎が前に出てまっすぐになり、頭も前に出てしまうのです。

頭が前方に２㎝出ると２倍の負荷がかかり、４㎝出ると５倍もの負荷がかかると言われています。体重50㎏の人ならば頭部は約５㎏程度、２㎝頭が前に出れば10㎏の負荷が、４㎝前に出れば25㎏もの負荷がかかってしまうのです！

このように前かがみになればなるほど、うつむき姿勢の時間が長ければ長いほど、頸椎への負担が大きくなります。

そうなると、首の筋肉は前に出た重い頭を支えようと、一生懸命に頑張り続けることになります。常に筋肉が緊張しているため、次第に筋肉は悲鳴をあげてしまい、首のコリや痛みにつながっていくのです。

しかし、この段階ならば筋肉のケアだけで不快な症状を取ることが可能ですが、首が前に出る姿勢を続けていると、筋肉のレベルを超えて、ストレートネックという《頸椎の異常》の段階に進んでしまいます。

ストレートネックは諸悪の根源！

ストレートネックとは、緩やかなカーブを描いているはずの頸椎が、まっすぐになってしまった状態のことです。

首や肩のトラブルで「さかいクリニックグループ」に来院される方の9割以上がストレートネックになっています。ストレートネックになると、頸椎のクッション機能が大幅に低下するので首周りのコリや痛みが増大。頭の重みと重力によって頸椎の骨と骨の間が狭くなってしまい、周囲にある血管や神経が圧迫されて、さまざまな症状が出てくるようになります。

頸椎の横突起と呼ばれる場所には穴が開いていて、そこを椎骨動脈が通って頭の中に入り、脳底動脈とつながっていきます。ですから、頸椎が圧迫されれば血液の流れが悪くなり、頭痛が起きたり、目がショボショボしてきたりするのです。また、脊髄神経も通っているので、圧迫されると痺れや痛みが生じてきます。

ストレートネックの状態

正常な状態

頸椎の緩やかなカーブが
重い頭を受け止め、
このカーブによって
頭の位置が後ろになり、
頭を背骨の上に保つ
ことができる

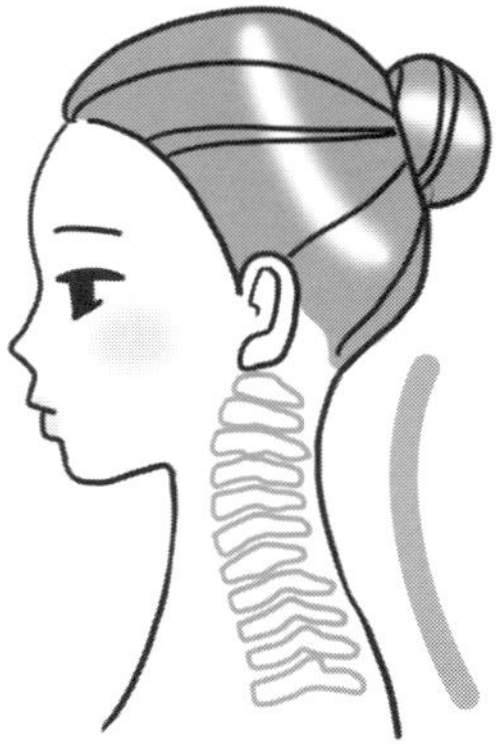

ストレートネック

頸椎のカーブが失われて
頭を後ろに保てなくなり、
自動的に頭が前に
突き出てしまう

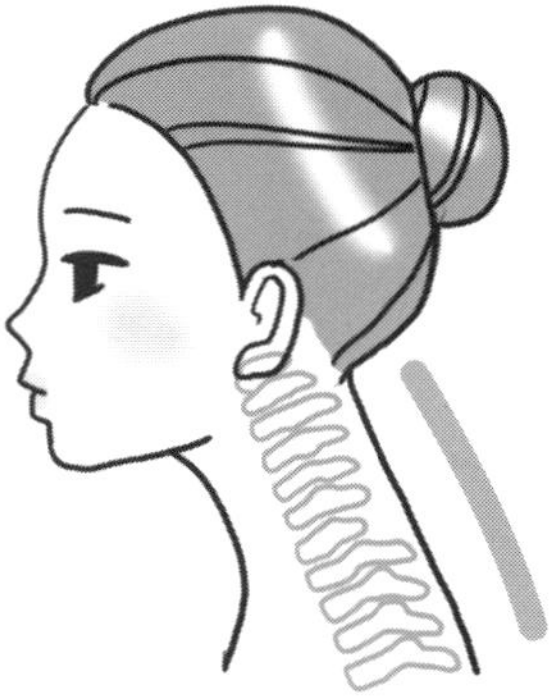

前かがみの姿勢などでストレートネックになることで、単なる筋肉疲労による症状から、頸椎の異常によるさまざまな首の不調へと拡大していくことになります。

頸椎の間が狭まった「頸椎症」

頸椎は7個ありますが、頸椎の下のほうが圧迫されると首や肩の痛みが悪化するほか、首の可動域（動く範囲）が小さくなってきます。そして、腕や手が痺れやすくなります。ちなみに、頸椎7個それぞれを神経が通っていて、神経の行き先は決まっています。痺れや痛みが腕や手のどこに出ているかで、頸椎の何番目に問題があるのかがわかるのです（37ページ参照）。

そして、頸椎の上のほうが圧迫されると、頭痛やめまい、吐き気、耳鳴り、イライラなど自律神経失調症のような症状が出ます。

これは、頸椎の横突起の穴を流れる椎骨動脈の血流が悪くなり、頭部が「ガス欠」

のような状態に陥るためと考えられます。

「さかいクリニックグループ」で頭痛やめまいを訴える方に、頸椎を緩める関節包内矯正（56～58ページ参照）を施術すると、ほとんどの場合、頭痛やめまいは出なくなります。それだけ首が原因の頭痛やめまいが多いということでしょう。

椎間板から髄核がはみだした「椎間板ヘルニア」

頸椎症が進行し、頸椎の圧迫が続くことで、骨と骨の間にある椎間板の内部にある髄核が飛び出してきて、神経根や脊髄を刺激して痛みや痺れが生じます。かなりの確率で腕や手に痺れの症状が発生。重度のヘルニアになると手先を器用に動かせなかったり、握力が低下したりするなどの運動機能障害も出てきます。

頸椎7個のうち、1番目と2番目には椎間板がないので、ヘルニアは発症しません。頸椎の5～7番目で発症することが多いです。

ヘルニアが進行した「頸髄症」

椎間板ヘルニアの治療を行わないでいると「頸髄症」へと進行していくこともあります。椎間板の間が狭まって、さらに圧力を受け続けると、頸椎の中を通っている神経の束＝脊髄が圧迫されてさまざまな症状が発症するのです。

両手両足に強い痺れや痛みが出て、ボタンをとめたりはずしたりができなくなったり、箸を使うのが難しくなったりします。階段の上り下りなどで、足がふらついて危なくなることも。最悪の場合、排尿障害や歩行困難に陥ることもあります。

このように首で発症したトラブルは、肩、腕、手、脚まで悪影響を与えます。コリやハリ、痛みをそのまま放っておくことは実は大変怖いことなのです。

セルフチェックで進行状況と頸椎の異常を把握して！

まず、自分の首の不調がどの段階なのかを知ることが大事です。そこで、まず日常生活セルフチェックをしてみてください。日常生活でどんな症状が出ているのかで判断できます。

また、具体的に自分の首にどんな異常が起きているのかを把握するため、31〜37ページに動作チェックも載せました。自分の状態を正確に把握したうえでセルフケアを行うことで、症状の改善が期待できます。

重症度がわかる！　日常生活セルフチェック

・デスクワークや運転などを長時間した後に限って、首や肩のコリやハリが出る
・自分で軽くもんだり、お風呂に入って温めたりすると、コリやハリはほとんど気

になならなくなる

・普通に日常生活を送っている限り、首や肩に痛みを感じることはない

⬅

【筋肉疲労などによる首コリ・肩コリ】

・首や肩にある違和感が「コリ」や「ハリ」というより「痛み」に変わってきた

・首や肩がガチガチに固まっているうえ、ひどい時には頭痛、めまい、吐き気、耳鳴りなども感じることがある

・マッサージをしてもらっても、つらい症状はほとんど良くならない

・以前から使っている枕が合わないと感じるようになった

・「姿勢が悪い」と自覚したり、指摘されたりする機会が増えた

⬅

【頸椎症】

- 首や肩の痛みは、ほぼ常にあるような状態だ
- 首を後方に反らしたり横方向に動かしたりすると痛みはひどくなるが、元の位置に戻すと痛みは和らぐ
- 最近、左右どちらかの手や腕に痺れが出るようになった
- 咳やクシャミをした時、首や肩、腕などに強い痛みが走ることがある
- 「箸が使いづらい」「服のボタンが留めにくい」など、手が思い通りに動かしづらくなった

← 【頸椎椎間板ヘルニア】

- 首を動かすと、痺れが脚に出る。または、脚の痺れが変化する
- 尿や便が出にくくなったり、まっすぐ歩きづらくなったりしている
- 「食事を飲み込みにくい」「声が出にくい」等、のどの違和感を覚えることがある

・うつの傾向がある

⬅

【頸髄症】

頸椎の異常がわかる！　動作セルフチェック

❶壁を使ったストレートネック診断

ストレートネックになっているかどうかの簡単なチェックです。

1　壁を背にして自然体で立つ

2　「お尻」「肩甲骨」「後頭部」の3カ所が意識しないでも自然に壁についているかどうかをチェックします。後頭部がついていない場合はストレートネックの可能性が！

体重の7割を体の後ろ側にかける気持ちで立ってください。体を支える背骨は体の後ろ側についていますから、背骨に重心を乗せるには、体重を後ろ寄りにかけなければいけません。

パソコンやスマホの操作などで頭が前に出ていると、重心も前にかかってきます。背骨に重心をかけるには、そっくり返るくらいの気持ちで後ろに体重をかけなければなりませんが、「体重の7割を後ろ寄りにかける」と言われても、最初はわかりにくいでしょう。そこで、お勧めなのが〝本載せウォーキング〟です。

頭に載せた本を落とさないように歩くには、アゴを引いて胸を張り、骨盤を立てて膝をまっすぐにのばし、体重を後ろ寄りにかけないといけません。つまり、正しい姿勢でないと、本は落ちてしまうのです。

壁を使ったストレートネック診断

体重の７割を後ろ側にかける気持ちで壁を背にして立つ

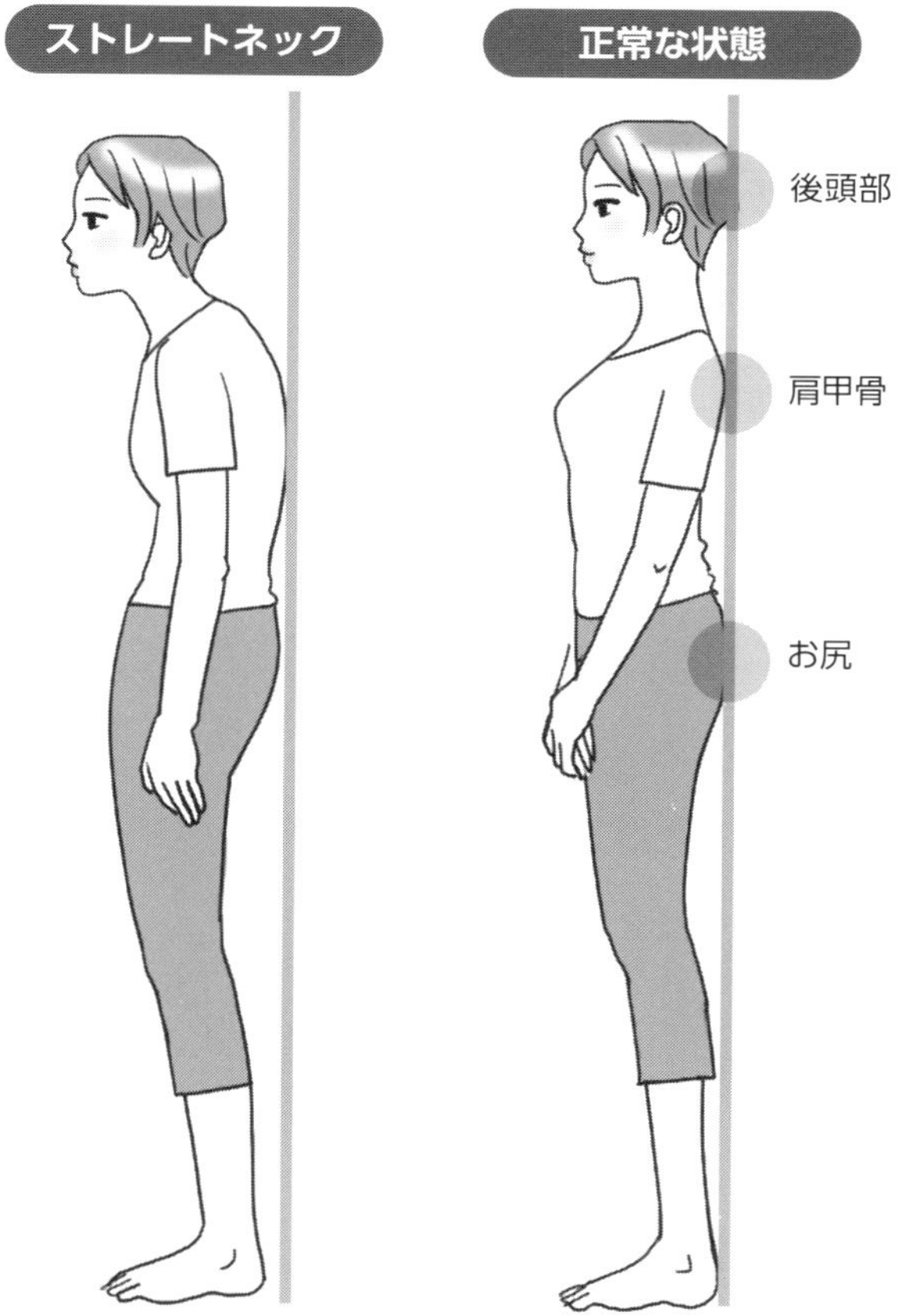

頸椎の異常がわかる！　動作セルフチェック

❷ 頸椎回旋テスト

悪い姿勢により頸椎が圧迫されて、骨と骨の間が狭まってくると首の可動域が狭くなります。首の可動域を見るテストです。

1　イスに深く座り、姿勢を正した状態で、肩を動かさずに首だけを動かして、左右90度ゆっくり交互に見る

2　首がうまく回らなかったり、左右に動く範囲に大きな差があったりする場合は要注意。頸椎症に進行していると考えられる

頸椎回旋テスト

イスに深く座り、肩を動かさずに首だけを動かして、
左右 90 度をゆっくり交互に見る

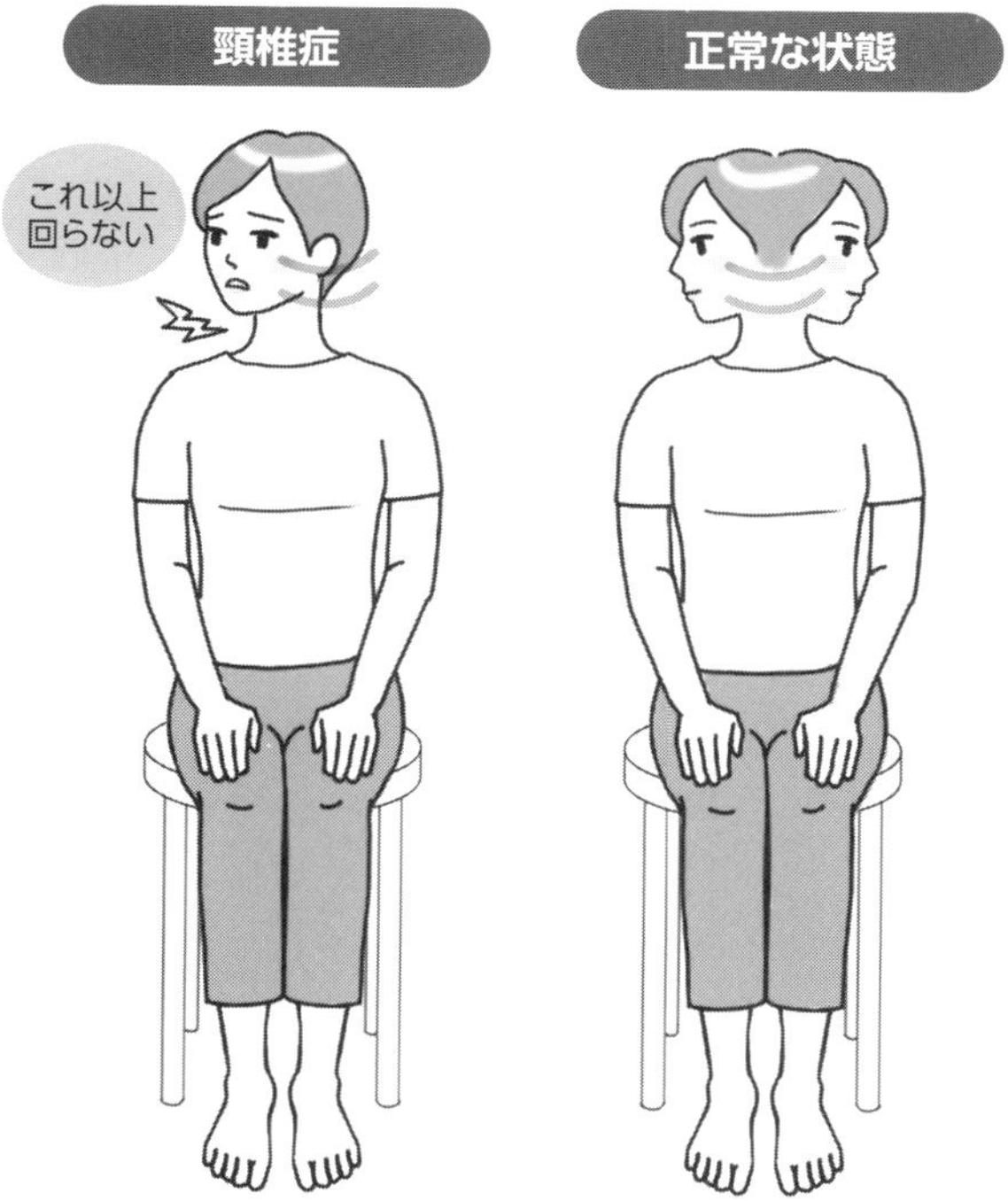

❸ 腕の痺れテスト

頸椎の異常がわかる！　動作セルフチェック

頸椎椎間板ヘルニアに進行している場合、強い痛みや痺れが出ます。ヘルニアの有無と頸椎のどこにヘルニアが起きているのかを見極めるためのテストです。

1　首を後方に反らしながら、痛みや痺れがある方に頭を傾ける

2　傾けた頭を反対側の手で押さえてもOK。首、肩、腕、手の痛みや痺れが強くなるのかチェック。痛みが強まる場合は頸椎椎間板ヘルニアに進行していると考えられる。また、痛みや痺れの出る場所で、どの頸椎が圧迫されているのかがわかる

腕の痺れテスト

首を後方に反らしながら、
痛みや痺れがある方に頭を傾ける

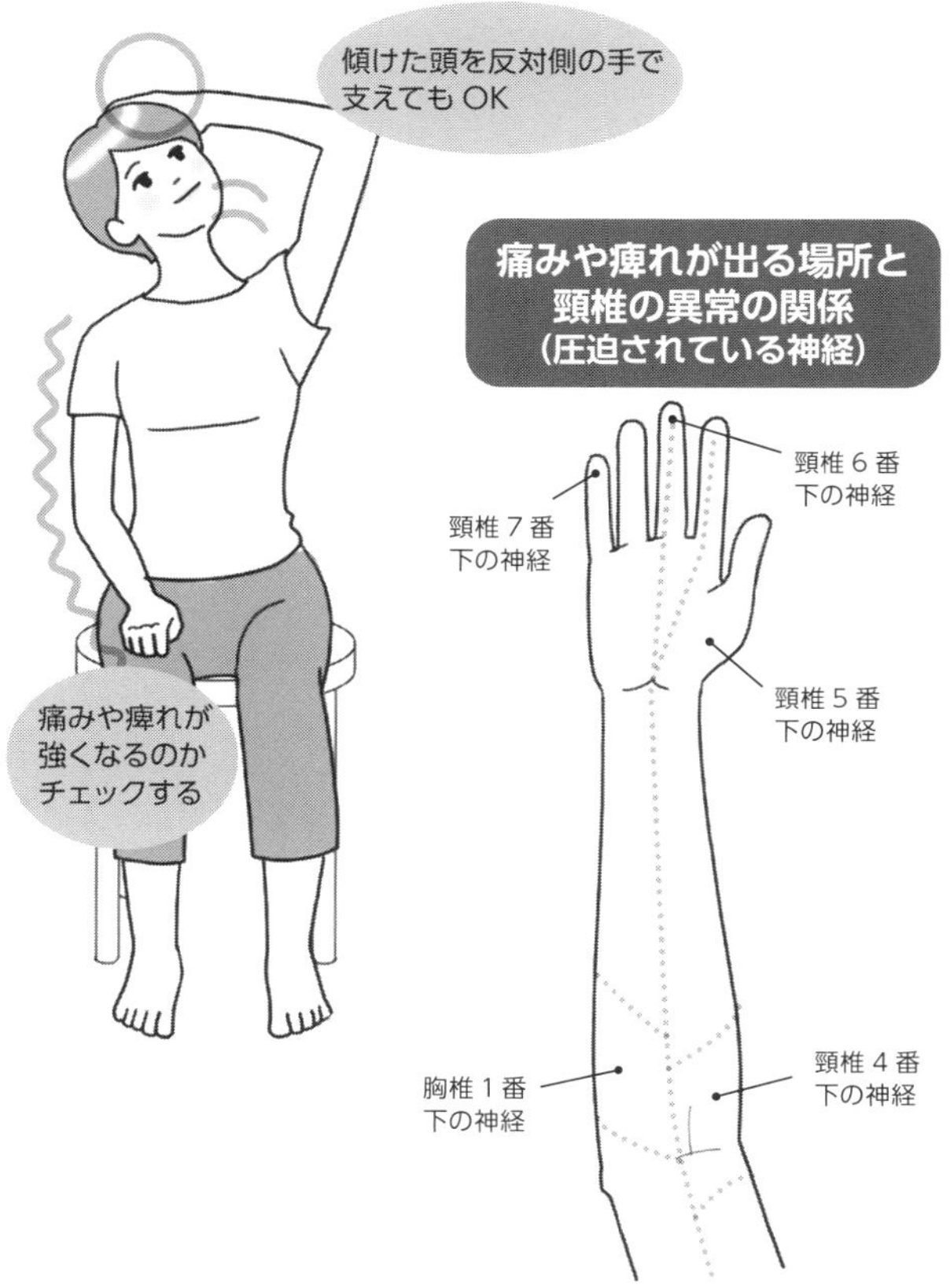

首の不調を改善するセルフケア

首の不調の根本原因は頸椎の異常です。頸椎の異常を正すことで、不快な症状が解消されます。そこで、首のトラブル改善に役立つセルフケアを紹介しましょう。

セルフケア①　アゴ押し体操

日常生活でできるストレートネック解消の体操です。1日に何回行ってもOK。

1 **頭と背筋をまっすぐにのばし、頭をできるだけ前方に出し、アゴに親指と人差し指をそえる**
2 **アゴに添えた2本の指を水平にスライドさせ、強くグッと押し込む**
3 **1と2を1セットとして、2～3回繰り返す**

アゴ押し体操

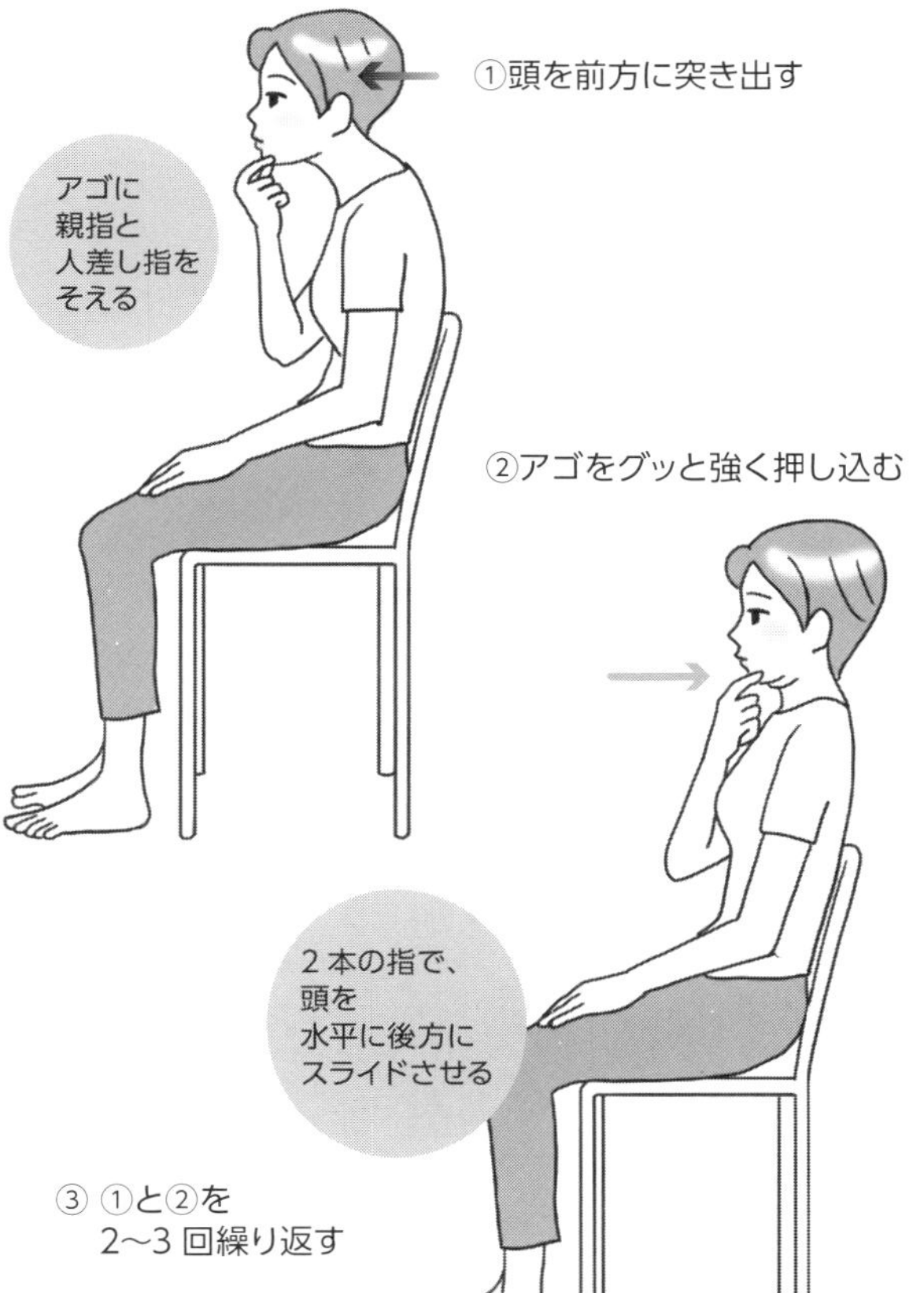
①頭を前方に突き出す
アゴに
親指と
人差し指を
そえる
②アゴをグッと強く押し込む
2本の指で、
頭を
水平に後方に
スライドさせる
③ ①と②を
2〜3回繰り返す

セルフケア② いないいないばあ体操

頸椎以外に、その周辺にある骨や筋肉、関節も正しい状態に矯正することが大切です。「いないいないばあ体操」は肩や背中の筋肉を緩めるストレッチで、筋肉疲労が原因の首コリなら、これだけでラクに！　1日何回でもOK。

1　手のひらを正面に向けて両腕を高く上げて5秒キープ
2　両腕を背中側に引き寄せながら、ゆっくり下げる。胸を大きく開くイメージで
3　胸の前で両肘をくっつけ、手のひらも合わせて5秒キープ
4　腕の高さはそのままで、両腕を後方へ開いて胸を張って5秒キープ

いないいないばあ体操

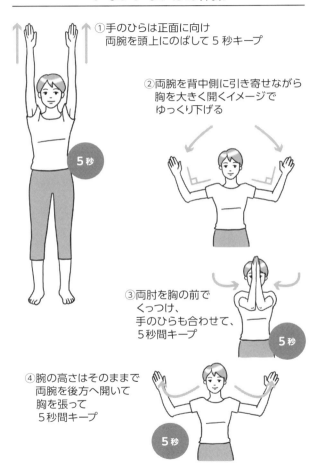

①手のひらは正面に向け
両腕を頭上にのばして５秒キープ

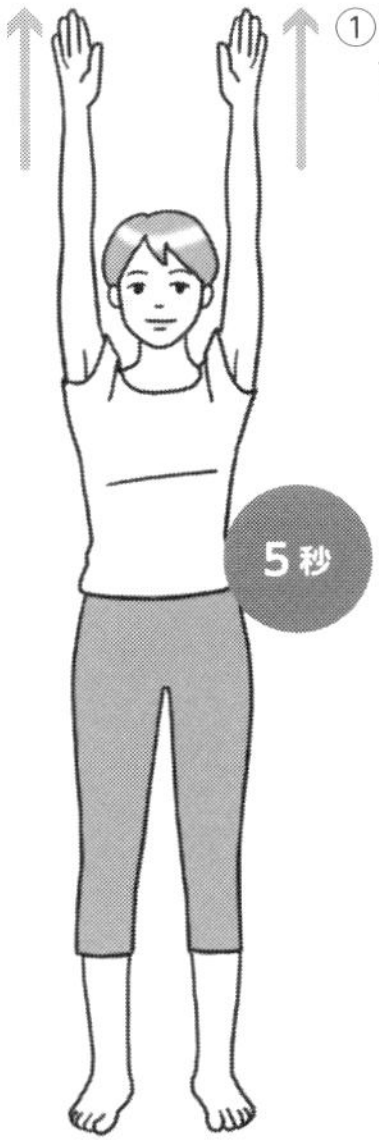

②両腕を背中側に引き寄せながら
胸を大きく開くイメージで
ゆっくり下げる

③両肘を胸の前で
くっつけ、
手のひらも合わせて、
５秒間キープ

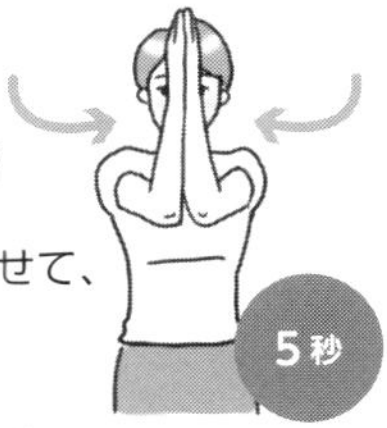

④腕の高さはそのままで
両腕を後方へ開いて
胸を張って
５秒間キープ

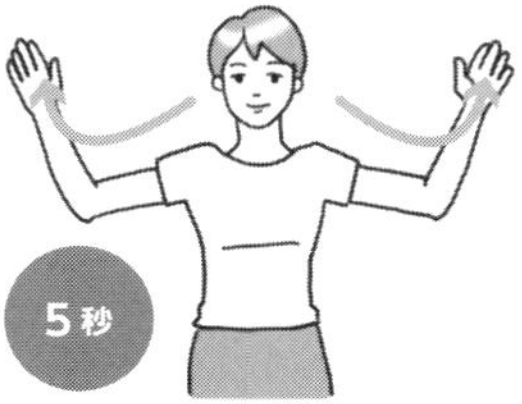

セルフケア③　アゴひも縛り体操

自宅でゆっくりストレートネックを矯正する体操です。2mほどのヒモを用意してください。アゴを縛って首を正しい位置にしたまま1日30分過ごすだけで、ストレートネックが改善されます。

頭が正しい位置にあるので、とても気持ち良いはずです。

1 **アゴを引き、後頭部と背中が同じラインになるようにする**
2 **ひもの中央部分をアゴに当てる**
3 **左右のひもを後ろに回し、肩甲骨の内側で交差させる**
4 **左右の脇の下を通して、強めに引っ張ってから胸の上で結ぶ**

アゴひも縛り体操

①アゴを引く

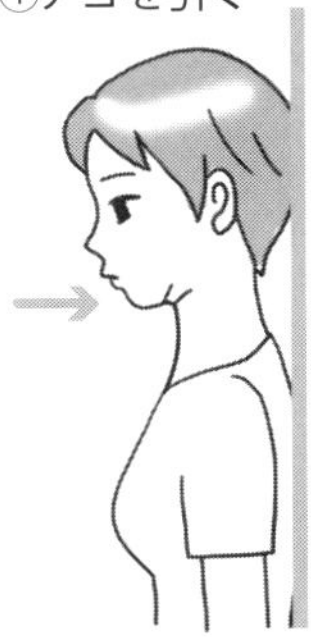

②2mほどのひもの
中央部分をアゴに当てる

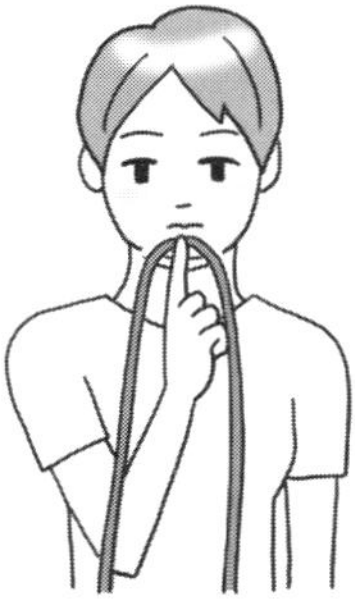

③左右のロープを後ろに回し
肩甲骨の内側で交差させる

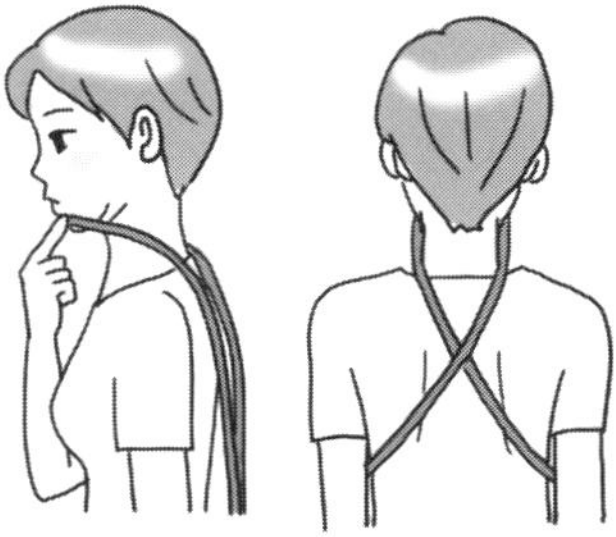

④左右の脇の下を通して
強めに引っ張ってから
胸の上で結ぶ

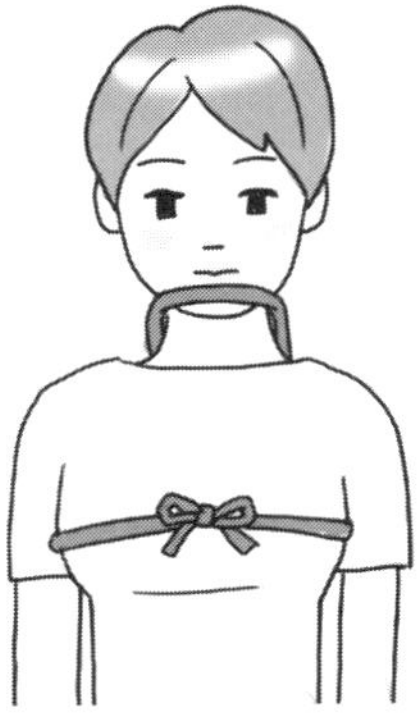

セルフケア④　首のテニスボール・ストレッチ

硬式テニスボール2個を用意し、ガムテープで巻いて固定したものを使います。頭と首の境目にテニスボールを置いて寝ることで、関節が緩んで筋肉や神経の圧迫が和らぐ効果があります。1回3分以内、1日3回まで。

1　**頭と首の境目にテニスボールをセットする**
2　**そのまま畳やフローリングなど固い床に仰向けに寝て1〜3分キープ**
3　**寝ながら、アゴ押し体操を同時に行うと効果的！**

背中の下に厚さ2cmほどの本などを敷くと、ボールのずれを防げるのでお勧めです。

首のテニスボール・ストレッチ

①頭と首の境目に
テニスボールをセットする

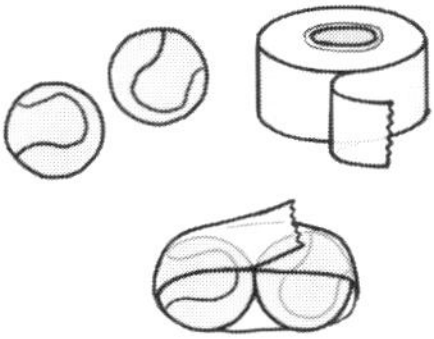

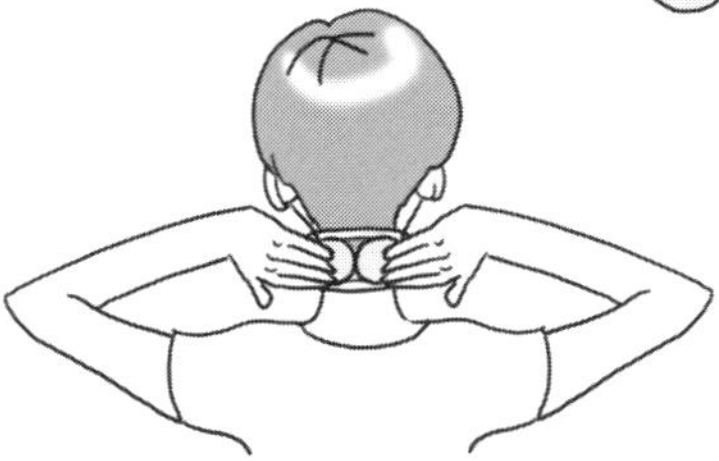

②そのまま固い床に仰向けに寝て
1〜3分キープ

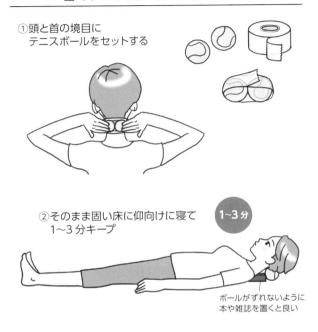

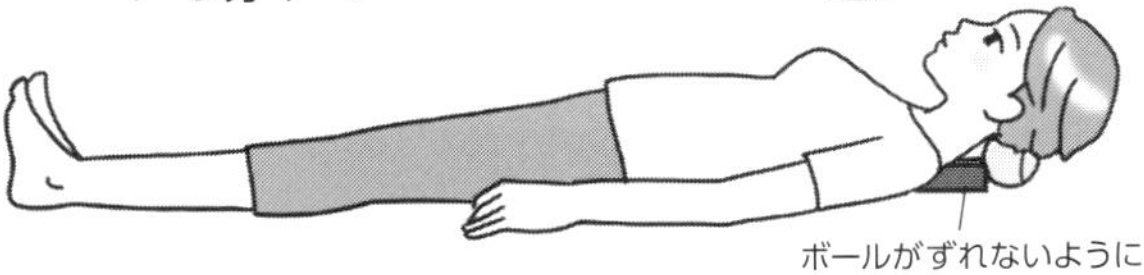

ボールがずれないように
本や雑誌を置くと良い

③寝ながらアゴ押し体操を
同時に行うと効果的

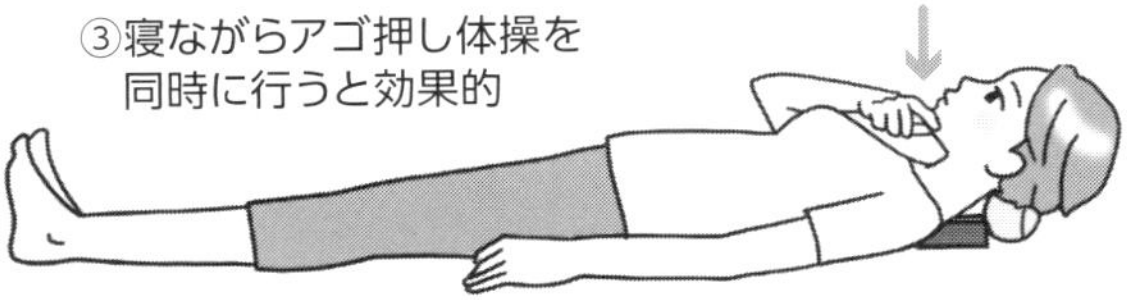

セルフケア⑤ 肩甲骨のテニスボール・ストレッチ

ストレートネックが進行し、白鳥の首のようなスワンネックになっている人にお勧めのセルフケアです。四十肩、五十肩にも効果が期待できます。1回3分以内、1日3回まで。

1 **肩甲骨中央にテニスボールを当てる**
2 **ボールを当てたまま、固い床に寝る**

肩甲骨のテニスボール・ストレッチ

①肩甲骨の中央に
テニスボールをセットする

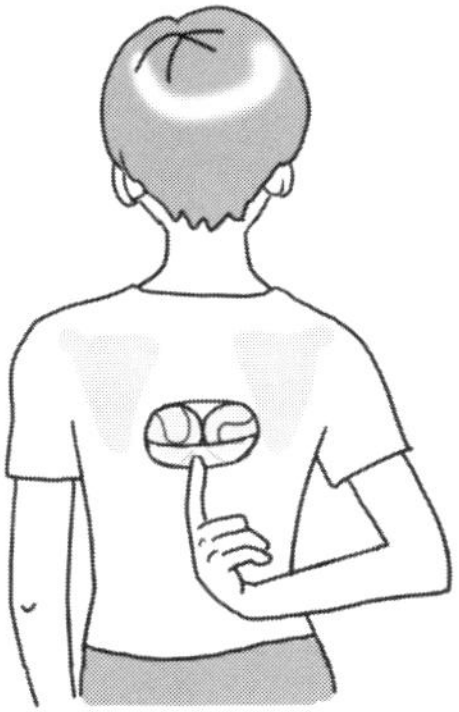

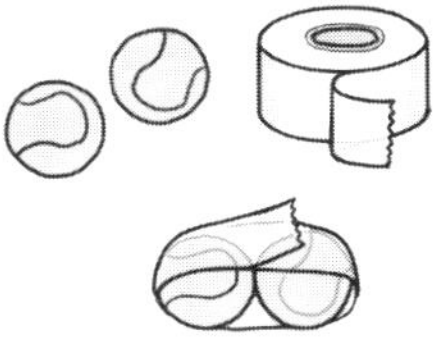

②ボールを当てたまま
固い床に仰向けに寝て 1〜3 分キープ

1~3分

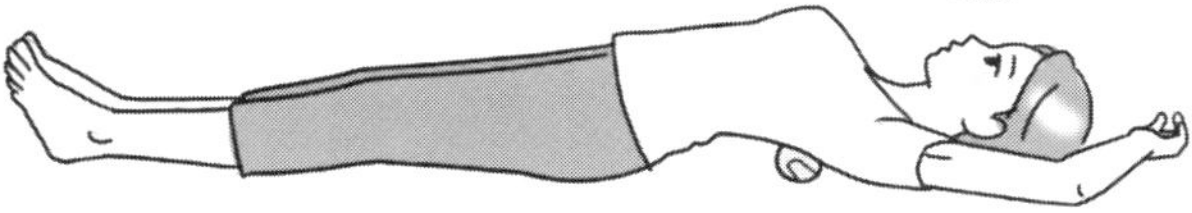

さかいクリニックグループ・副院長　廣田加津子

セルフケア⑥　頸椎横突起つかみ体操

痺れが出ている場合に、頸椎に直接的にアプローチすることで正常な状態に矯正できる効果が期待できます。1日に1~3回。

1　首に両手を当て、骨の横にある出っ張り（突起）を探す

2　出っ張りを親指と人差し指でつかんで、30秒ほど前後に揺らす。つかめない場合は出っ張りに指を当てて上下に揺らしてもOK

頸椎横突起つかみ体操

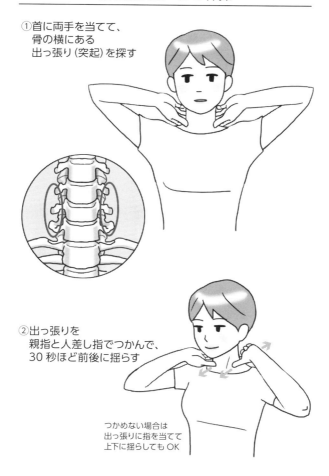

①首に両手を当てて、
骨の横にある
出っ張り（突起）を探す

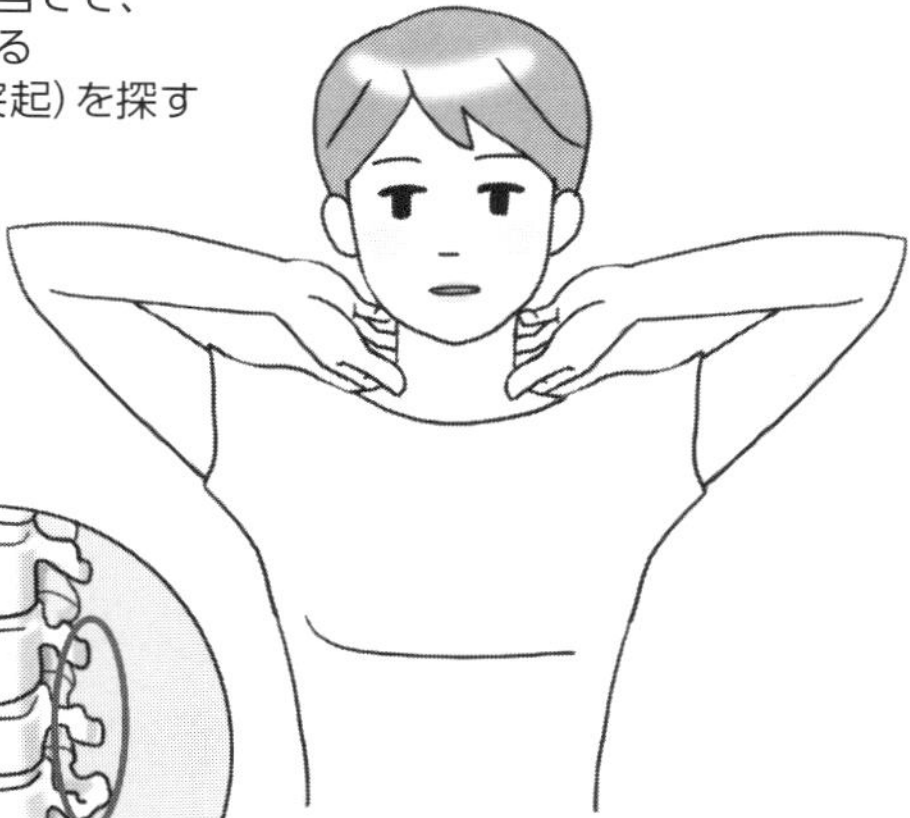

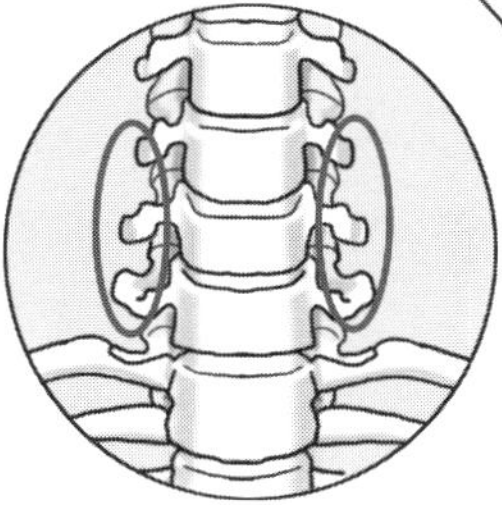

②出っ張りを
親指と人差し指でつかんで、
30 秒ほど前後に揺らす

つかめない場合は
出っ張りに指を当てて
上下に揺らしても OK

さかいクリニックグループ・副院長　廣田加津子

セルフケア⑦　腰のテニスボール・ストレッチ

首が前に出ている姿勢では、バランスを取るために腰が丸まってしまいます（骨盤後傾）。逆に言うと、骨盤をしっかり立てられるようにしないと、首は前に出たままなのです。ですから、腰の関節（仙腸関節）を緩めるための腰のテニスボール・ストレッチは、首に不調のある人には必須のセルフケアになります。1日1～3回。

1　尾骨（お尻の割れ目の上の出っ張り）に握りこぶしを当て、その上にテニスボールを当てる

2　テニスボールの位置を変えずに、固い床に仰向けに寝て1～3分キープ

腰のテニスボール・ストレッチ

①尾骨に握りこぶしを当て、
その上にテニスボールを当てる

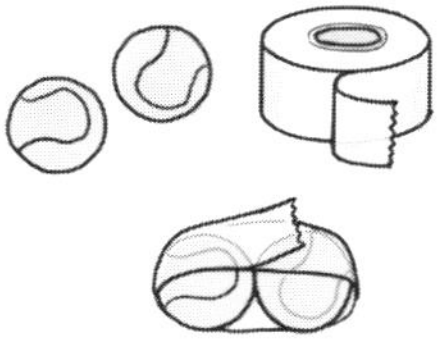

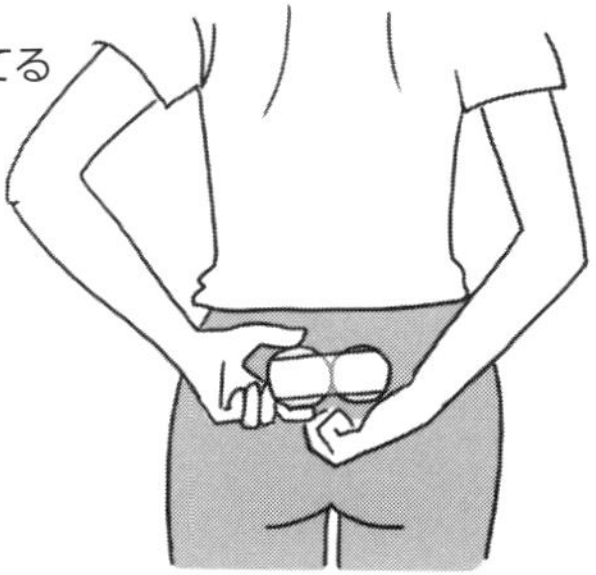

②ボールの位置を変えずに
固い床に仰向けに寝て 1〜3 分キープ

1~3分

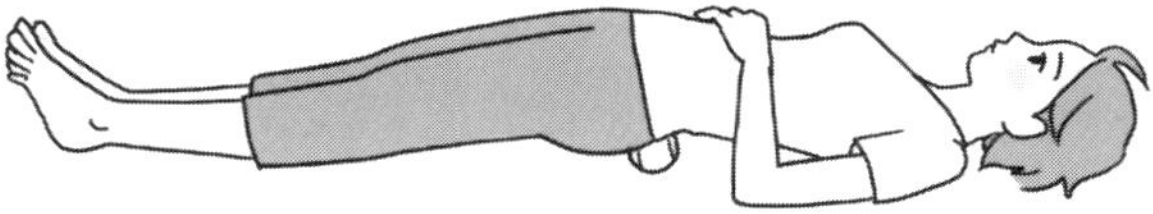

首痛を予防する！　日常生活のポイント

さまざまな首のトラブルを改善し、予防するにはセルフケアと共に日常生活にも気を配ることが大事です。首に負担をかけない生活習慣が身に付けば、痛みなどが再発することもなく、快適な毎日を過ごせるでしょう。

日常生活のポイント①　入浴は全身浴が◎、半身浴は△

入浴は首までしっかりと浸かって温めることがポイントです。できれば、アゴまでお湯に浸けましょう。39℃くらいのぬるめのお湯に10～20分、のぼせない程度にゆっくり入ってください。入浴中にアゴ押し体操をやると効果的です。

半身浴は首が温まらないのでNG。シャワーしかできない場合は、首の後ろと鎖骨の少し上に重点的にお湯をかけて温めると、首や肩の血行が良くなります。

首まで浸かって温める入浴法

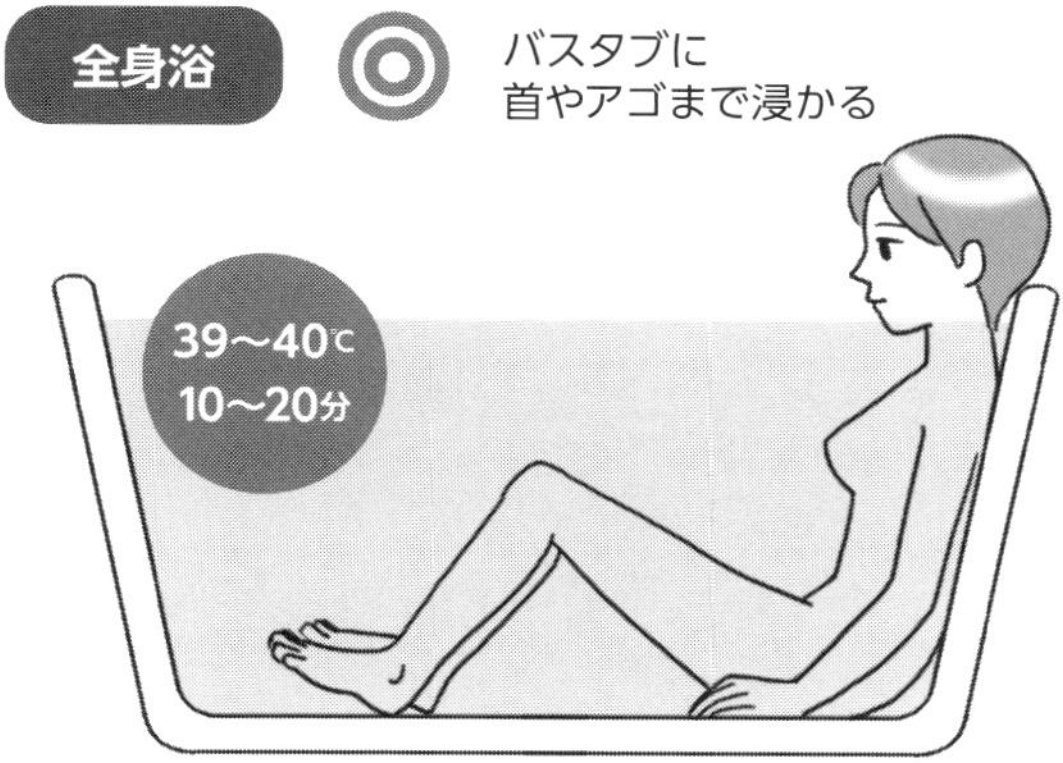

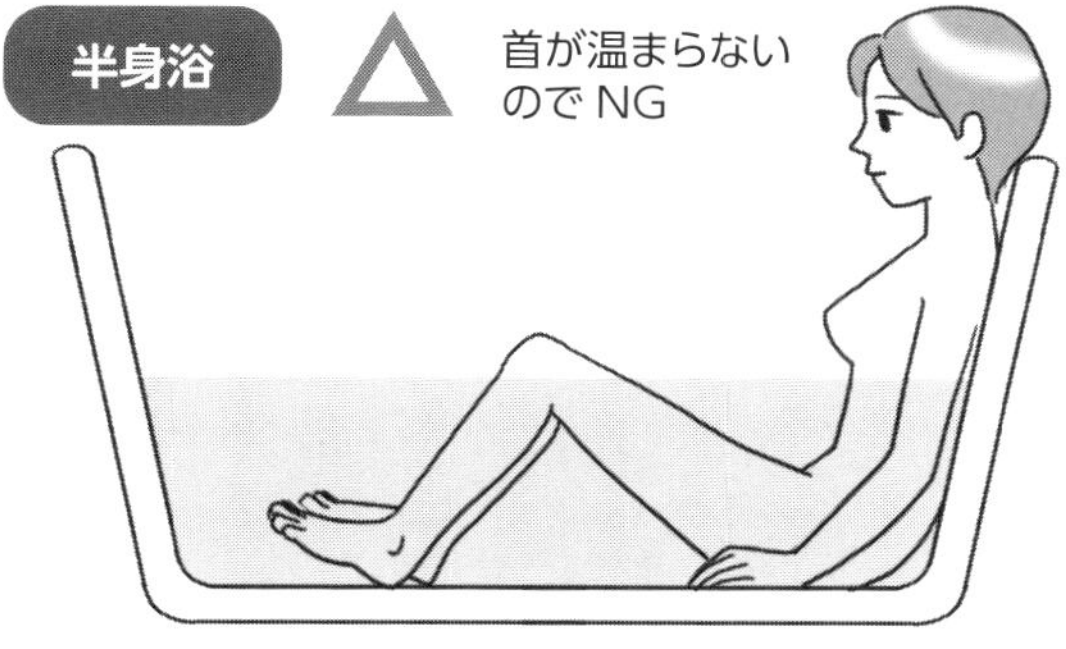

日常生活のポイント②　良い姿勢を意識する

ストレートネックにならないためには、良い姿勢でいることが一番大切です。

良い姿勢とは「アゴを引く」「胸を張る」「腰を反らせて骨盤を立てる」「膝をまっすぐにのばす」「体重の7割を体の後ろ側にかける」の5つのポイントが重要で、そうすると、背骨の上に頭が載るようになります。

「体重の7割を体の後ろ側にかける」というのは、背骨の上に頭を載せるためです。背骨は体の後ろ側にありますから、そっくり返るくらいのつもりでないと、背骨の上に頭が来ないで、前のほうに傾きがちになります。背骨の上に上手に頭を載せられるかどうかで、頸椎の状態が大きく変わってきます。

立っている時は常に5つのポイントを注意し、イスに座っている時も「アゴを引く」「胸を張る」「骨盤を立てる」の3つを意識しましょう。首のトラブルの改善や予防に非常に効果があります。

良い立ち姿勢

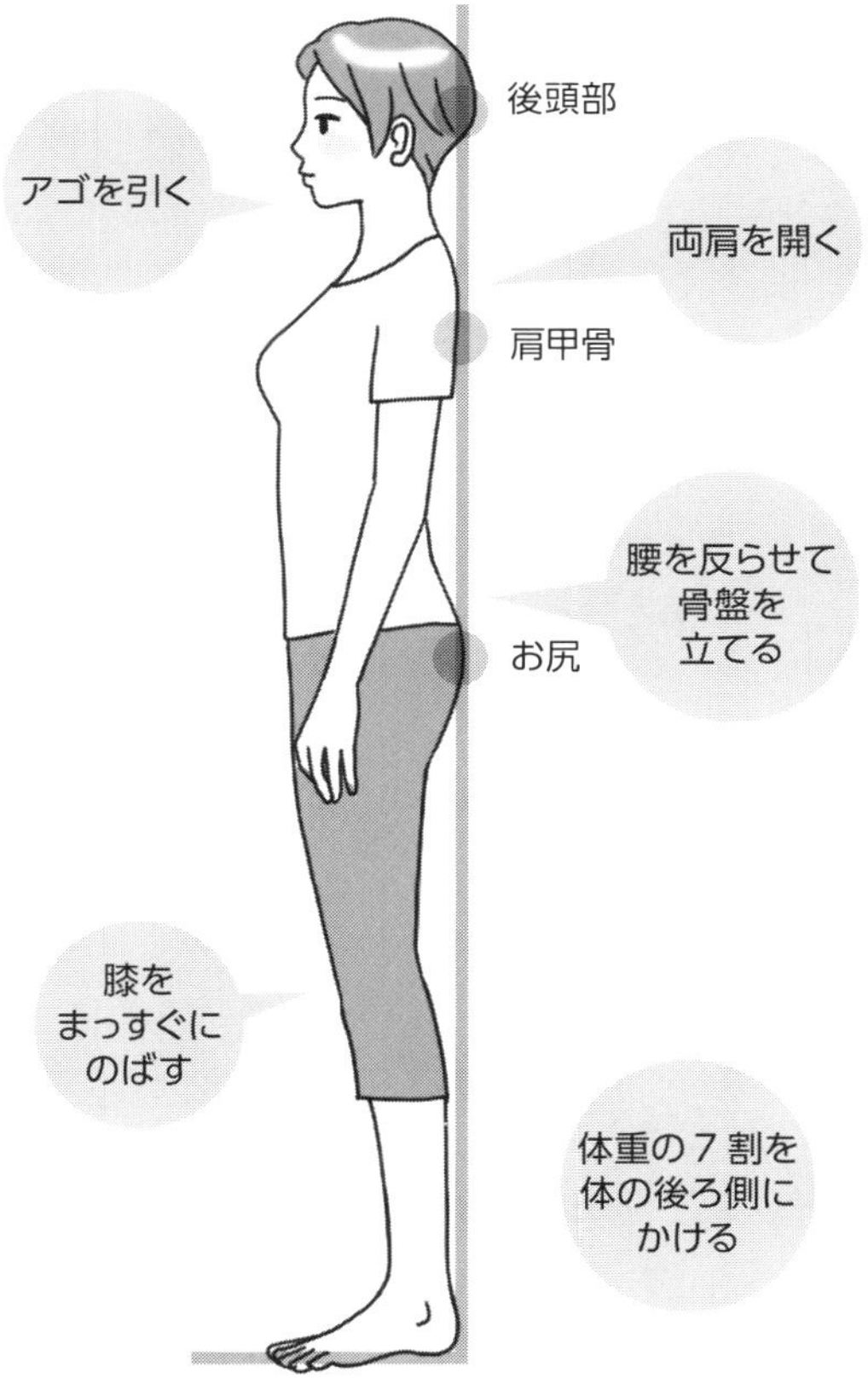
後頭部
アゴを引く
両肩を開く
肩甲骨
腰を反らせて骨盤を立てる
お尻
膝をまっすぐにのばす
体重の7割を体の後ろ側にかける

関節包内矯正と良い姿勢

人間の体はすべてつながり合って動いています。何百とある関節が互いに連携して、噛み合って歯車のように回っているとスムーズに動けるのです。ところが、関節が硬くなるなどして動かなくなってしまうと、歯車は回らなくなり、何とか回そうとする圧力に耐えられず、痛みという悲鳴をあげることになります。

関節は関節包という袋の中で動いています。関節包には関節を動かすための潤滑液が入っています。悪い姿勢が続くと関節包の可動域が狭くなったり、骨と骨が乗り上げるような形になって固まってしまったりします。

こうした動きの悪くなった関節を押し広げ、可動域を広げるのが、「関節包内矯正」です。

関節の中でも特に重要なのが、骨盤にある仙腸関節です。背骨を受け止める土台の役割を果たしています。硬くなって可動域が狭くなっている仙腸関節を緩めることで、背骨の一つひとつの関節が滑らか動き、正常なS字型カーブを描く背骨となり、正しい位置に頭が載るようになり、良い姿勢を取ることができます。

良い姿勢になると、関節にかかる負担が少なくなり、症状が改善されていきます。

私たち「さかいクリニックグループ」で関節包内矯正を行うのは、良い姿勢を作るための手助けです。ご本人が日常生活で姿勢を意識して、ストレートネックなどを改善しなければ完治はありません。

ＰＡＲＴ１に書いたセルフケアを実践していただいて、首痛からサヨナラしていただきたいと思います。

関節包

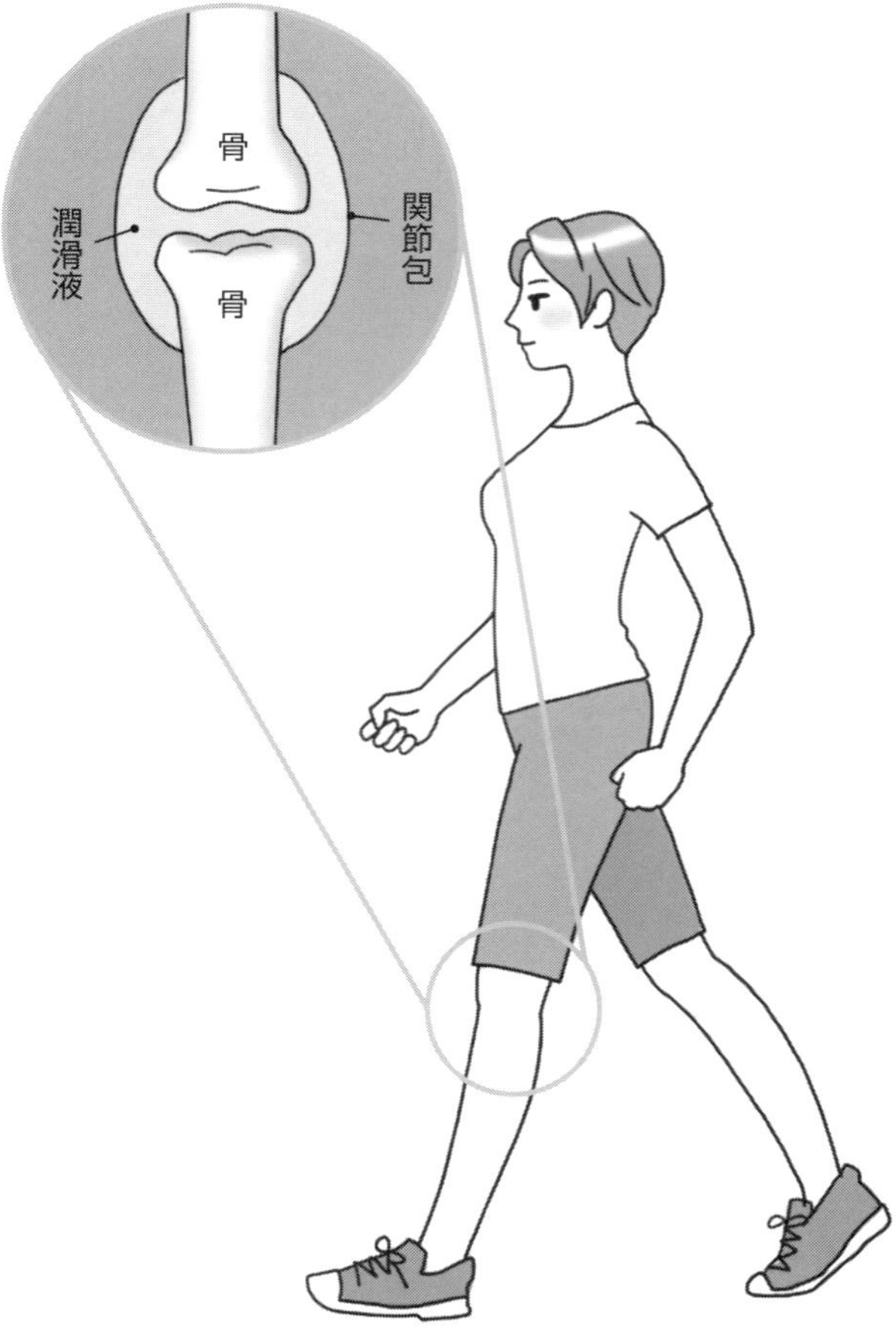

首痛が関節包内矯正とセルフケアで治りました！

セルフケアで頚椎症が改善！

首と肩のコリやハリが強く、めまいや頭痛も出ている30代の主婦の方が、睡眠導入剤をのまなくては眠られなくなったと言って「さかいクリニックグループ」に来院されました。

姿勢を見ると、完全なストレートネックで猫背でした。まず、自律神経の症状を改善するために関節包内矯正をしました。そして、セルフケアとして、アゴを引き、胸を張り、骨盤を立てた姿勢で、体重を後ろ側にかけて10分間歩くようにアドバイス。そのほか、首と腰のテニスボール・ストレッチを毎日実践していただき、お風呂はぬるめのお湯に首まで浸かるようにお話ししました。

さまざまなセルフケアの効果が出て、少しずつ睡眠導入剤をのまなくても眠れるようになり、頭痛やめまいも出なくなったそうです。ストレートネックも改善されてきました。ご本人は元気が出てきて、ご主人と温泉旅行に行ってきたとか。再発しないよう、今後もセルフケアを続けていただきたいと思っています。

◎2週間で頸椎椎間板ヘルニアが改善！

デスクワーク中心の40代男性。病院で頸椎椎間板ヘルニアと診断され、マッサージや首の牽引の治療を受けていたのですが、一向に良くならず、心配になって「さかいクリニックグループ」に来院されました。

首と肩のコリやハリが強く、右腕の上部に痺れが出てきて、夜もうまく寝つけないそうです。頸椎圧迫テストをすると右手の痺れが再現され、頸椎の可動域もかなり狭くなっていて、ストレートネックになっています。

まず、良い姿勢をとって頭が背骨に載るようにするため、頸椎、胸椎、腰椎、仙腸関節などを関節包内矯正して、全身の関節がしっかりと動くようにしました。

そして、デスクワーク中の座った姿勢の注意点（アゴを引き、胸を張って骨盤を立てて座る）をお話しし、仕事中も30分に1回は立ち上がること、アゴ押し体操を何度も行うよう提案しました。ご自宅では毎日、首と腰のテニスボール・ストレッチを頑張っていただきました。

すると、2週間ほどでさまざまな症状が改善されてきたのです。今は月1回、メンテナンスとして関節包内矯正をする程度になっています。仕事場と自宅できちんとセルフケアを行って、症状が改善された典型的なケースだと思います。

PART

2

肩痛は、驚くほど簡単に良くなる

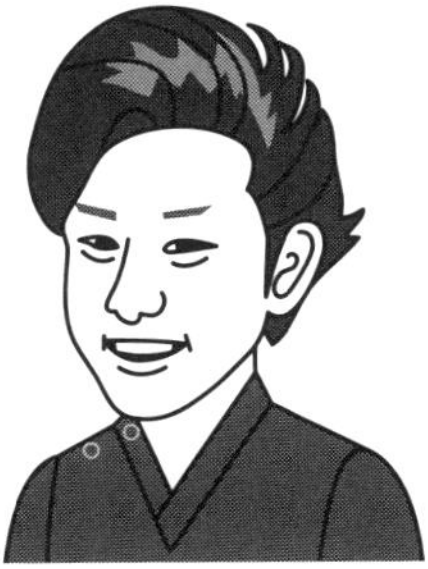

さかいクリニックグループ・院長代理

小山和希

酒井慎太郎先生から ひと言プロフィール

「コミュニケーション力に優れ、新しい治療法も熱心に研究する勉強家です」

「小山先生は小学校から高校までサッカーをしていて、捻挫などのケガをした時に接骨院に通ったことがきっかけで、この世界に入ったそうです。

中堅スタッフの中で秀でた技術力を持ち、説得力があることから痛みに悩まされて来院される方にとても信頼されているので、担当を指名するさかいハイメディックソリューションやさかい関節医学研究所で、ナンバー1のリピート率を誇っています。また、新しい機器など治療法についても研究を怠らないなど勉強熱心で、真面目に努力しています。

説明のわかりやすさや物おじしない性格でスター性があり、テレビ番組に出演したり、ショップチャンネルを担当したりしています」

肩関節が不安定なために起きる肩痛とは……

頸椎関節や腰椎関節、股関節、膝関節などは荷重関節と言って、体を支える関節であり、体重がかかっています。

ところが、肩関節は肩甲骨からぶらさがっていて、周囲の靭帯（骨と骨をつなぐ結合組織）や筋肉が支えています。360度回せるなど可動域が広く、自由に動かせる反面、不安定な構造が特徴なのです。

この不安定さが痛みの原因となっている肩痛があります。

・動揺性肩関節（ルーズショルダー）

靭帯が緩くなりやすく、脱臼を起こしやすくなっている状態です。肩を酷使すると痛みがあり、肩の不安定感、脱力感も生じます。

・反復性脱臼

腕は、肩甲骨の関節窩（関節を構成する骨の一方の凹んだ面）の上を、丸い上腕骨頭（関節面の凸面）が回ることで動いています。

ところが、肩甲骨の関節窩は浅いお皿のようなくぼみなので、動きやすいのと同時に外れやすくできているのです。

先天的に動揺性関節の状態だったり、転んで手をついたり、急に腕を引っ張られたりすると、上腕骨頭が関節窩から外れてしまいます。これが脱臼です。

脱臼によって関節の周囲の靭帯や筋肉などが傷ついている場合もあります。

また、一度、脱臼すると繰り返し脱臼しやすくなり、特に20歳以下で脱臼すると80～90％程度の人が反復性脱臼になると言われています。

周囲の靱帯や筋肉が支える肩関節

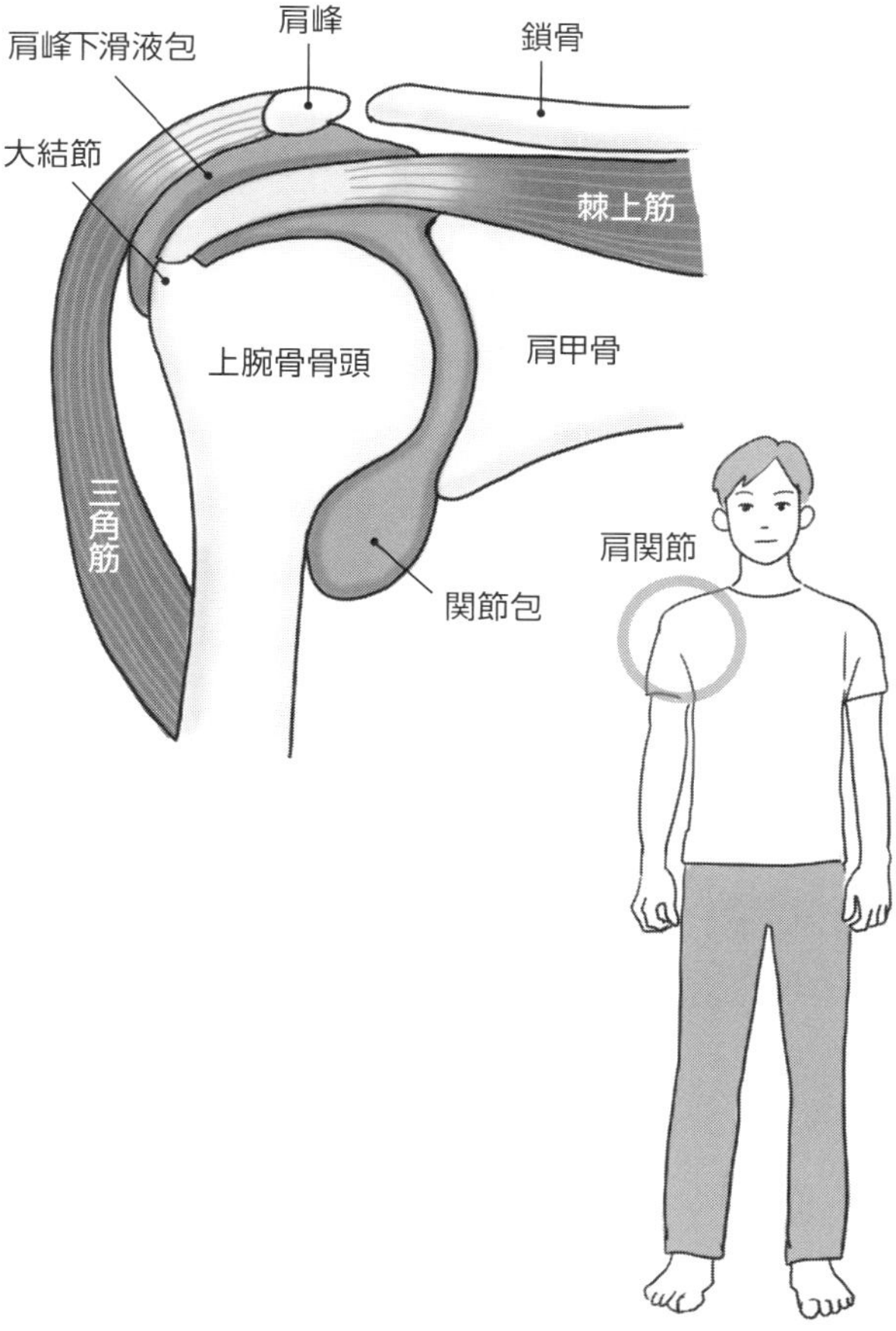

脱臼した肩関節

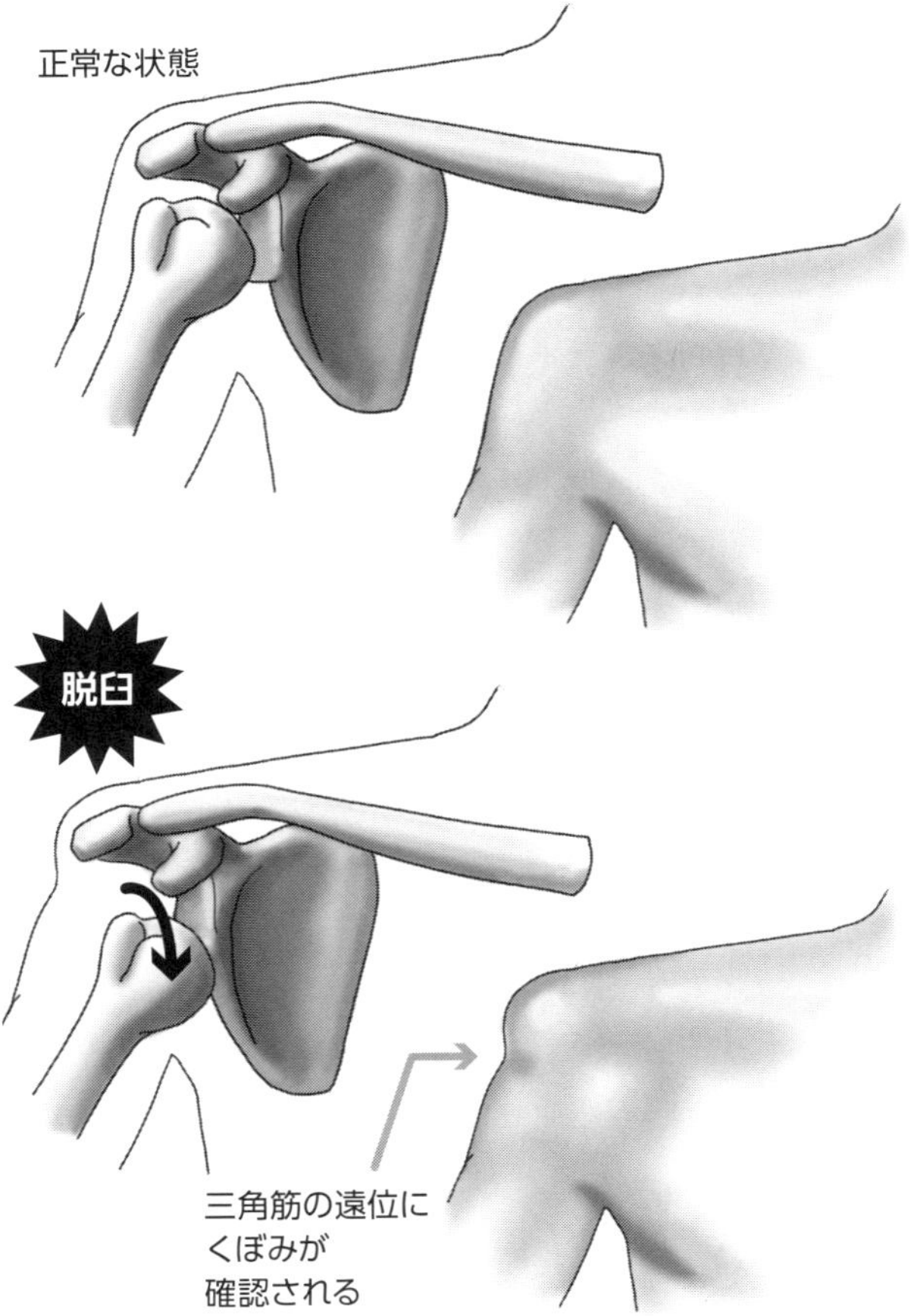

脱臼の予防には関節包内矯正と筋トレ

動揺性肩関節や反復性脱臼になる人は、関節を支える靭帯が緩くなっていることが多いため、肩関節の使い過ぎなどによって筋肉が硬くなって動きにくくなっている場合が多いです。「さかいクリニックグループ」では、関節包内矯正（56～58ページ参照）によって関節がしっかり動くように施術すると同時に、縮こまった筋肉をのばしていきます。

さらに、不安定さを補強するために、筋肉を鍛えるようアドバイスしています。スポーツ選手が脱臼した場合など、外れた関節を元に戻した後、再び脱臼しないように筋トレして反復性脱臼になるのを防いでいます。亡くなった大相撲の横綱・千代の富士が筋トレで脱臼を治したのは有名な話です。

肩関節を支えている筋肉の影響で起きる肩痛とは……

肩関節を支える筋肉によって生じるさまざまな肩痛があります。

・四十肩、五十肩

医学的にはフローズンショルダー、凍結肩と呼ばれ、関節を支える筋肉が硬くなってしまった状態です。

名前の通り40～60代の人に多く発症します。腕が上がらなかったり、夜寝ている時も肩が痛かったり、頭の後ろに腕を回せず髪を整えられない、背中に腕を回せずファスナーを上げられないなどの運動障害が出ます。

肩関節の周囲にある靭帯や腱板（肩関節を安定させる筋肉）などが加齢によって炎症や癒着を起こし、痛みや運動障害を生じさせていると考えられています。

激しい痛みが生じる最初の急性期には、冷やして安静にすることが必要です。痛みが落ち着いてくる慢性期には、腕を動かしていきます。

四十肩・五十肩のチェック

チェックポイント 1

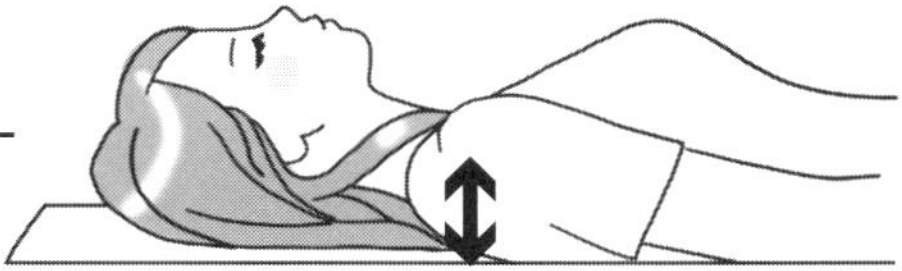

寝ている時もこのように肩が床につかない

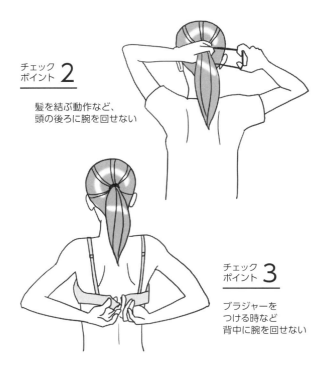

チェックポイント 2

髪を結ぶ動作など、
頭の後ろに腕を回せない

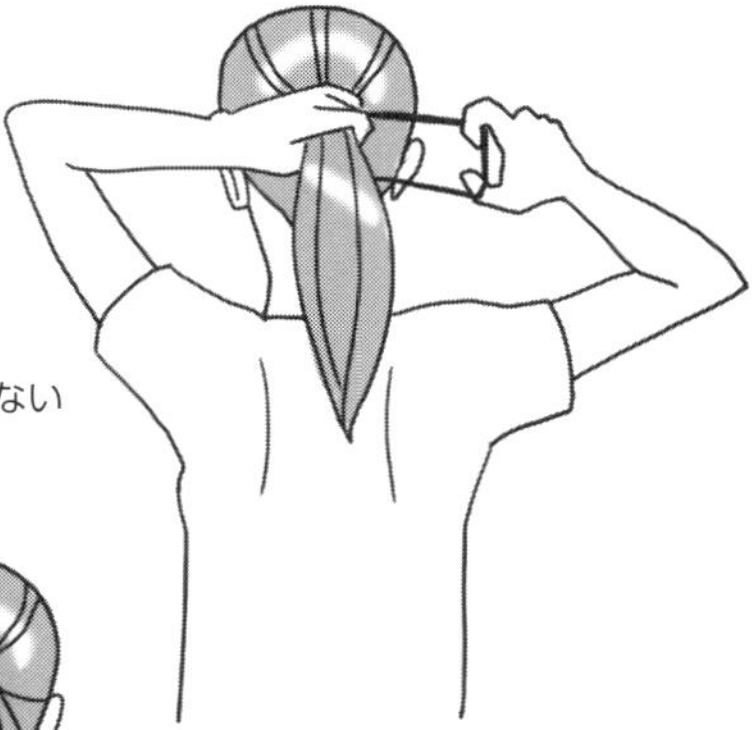

チェックポイント 3

ブラジャーを
つける時など
背中に腕を回せない

関節包内矯正で腕を動かしやすくしたうえで、枕挟み体操（83ページ）や腕引っ張り体操（85ページ）などのセルフケアを実行してもらっています。

・インピンジメント症候群

鎖骨と肩甲骨の間を通っている腱板が挟み込まれて痛みが出てきます。インピンジメントとは、挟み込む、衝突するという意味です。

私たちは肩関節のインナーマッスルである腱板と外側の筋肉である三角筋のバランスを取りながら腕を上げていますが、筋肉の使い過ぎによって腱板が弱くなるとバランスが崩れ、上腕骨頭が肩甲骨にぶつかって、腱板が挟み込まれて炎症が起きます。

野球、水泳、テニスなどオーバーハンドの動きのあるスポーツをやっている人に多く発症します。

インピンジメント症候群かどうかを検査する方法として、ペインフルアークという検査法があります。弧を描くように肩を動かし、60度から120度で痛みが出る

インピンジメント症候群

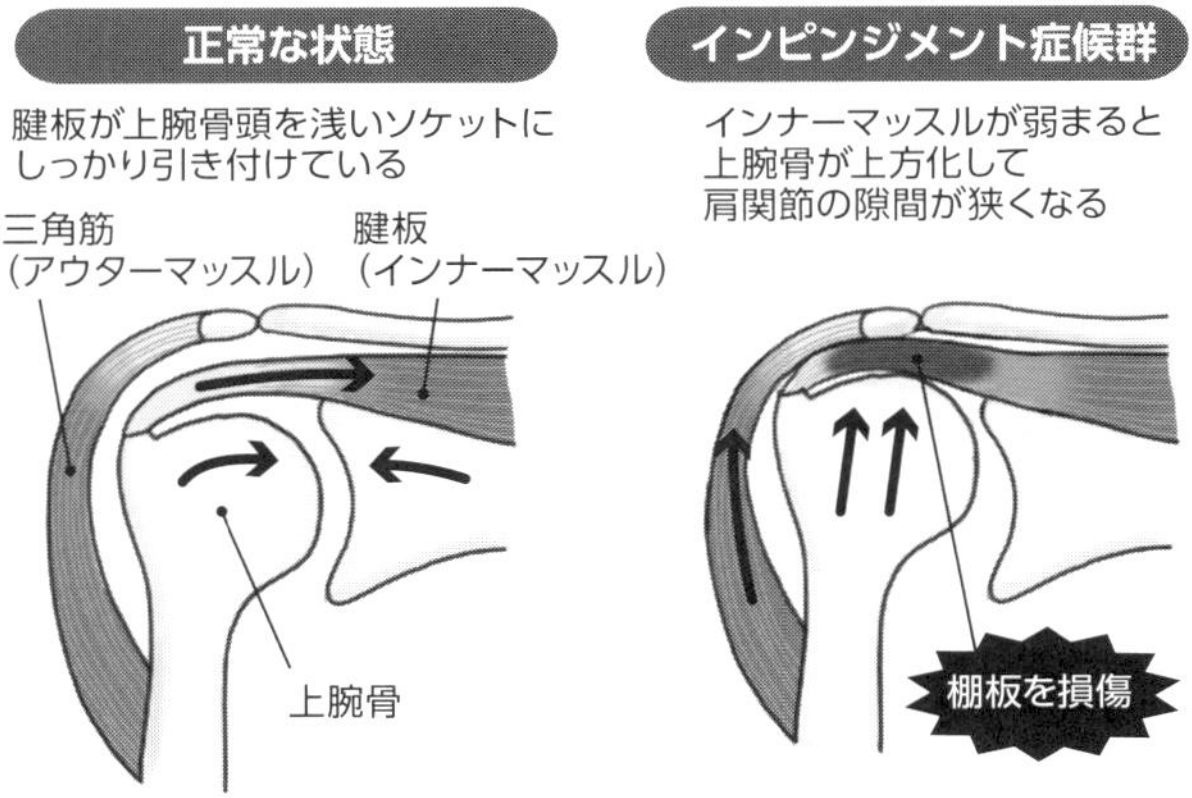

整形外科学検査法

弧を描くように
肩を動かし、どの位置で
痛みが出るかをみる

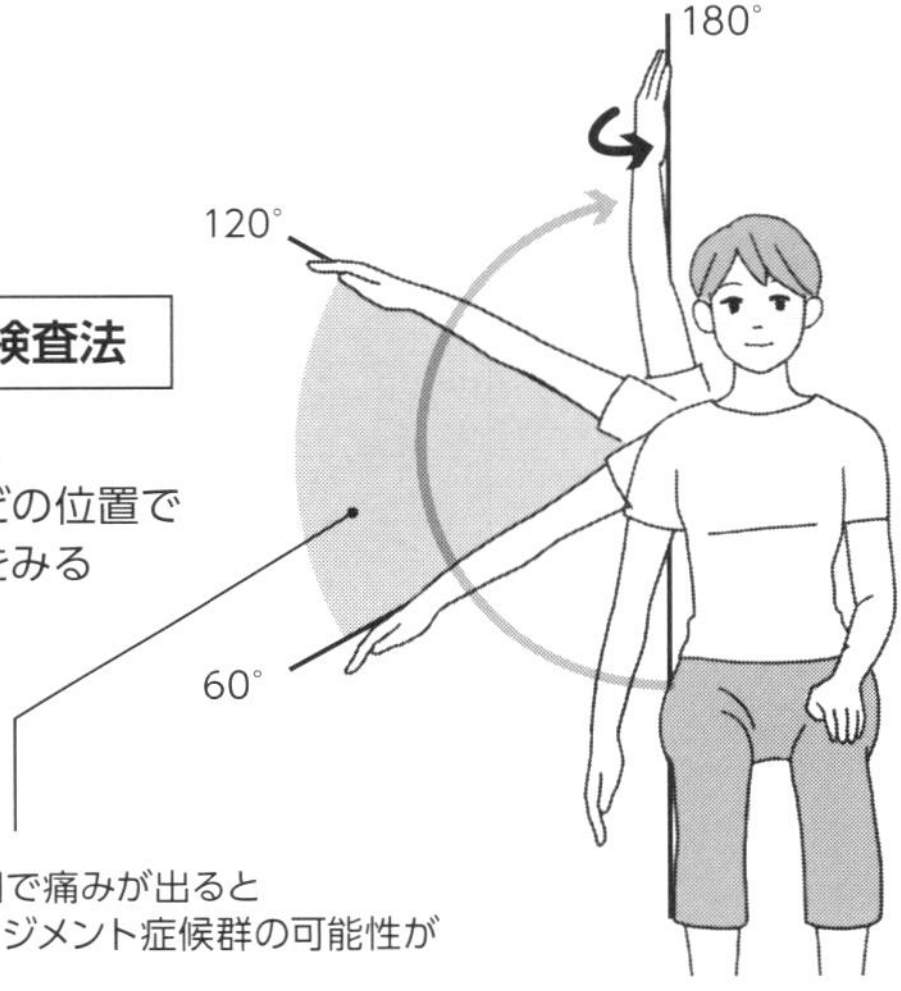

と、インピンジメント症候群の可能性があります。

このような場合、関節包内矯正で使い過ぎている腱板と三角筋などを緩め、元の状態に戻していくようにします。

腱板・周囲の筋肉・腱が切れている場合でも保存療法が多く行われますが、切れてしまった腱・筋肉自体を治すということになれば、手術でつなぐ処置などが行われます。

・筋肉断裂、腱板断裂

ケガなど外傷性による断裂のほか、加齢による自然な断裂が多く見られます。骨粗鬆症の人が自覚しないうちに腰椎圧迫骨折していることを《いつの間にか骨折》と言っていますが、筋肉や腱板が加齢により《いつの間にか断裂》していることも珍しくありません。加齢によって筋肉や腱板が厚みを増して断裂してしまうのです。ゴムが使い過ぎで、のびて切れてしまうようなイメージです。

腱板を詳しく説明すると、肩周りのインナーマッスルで、棘上筋、棘下筋、小円

筋肉断裂、腱板断裂

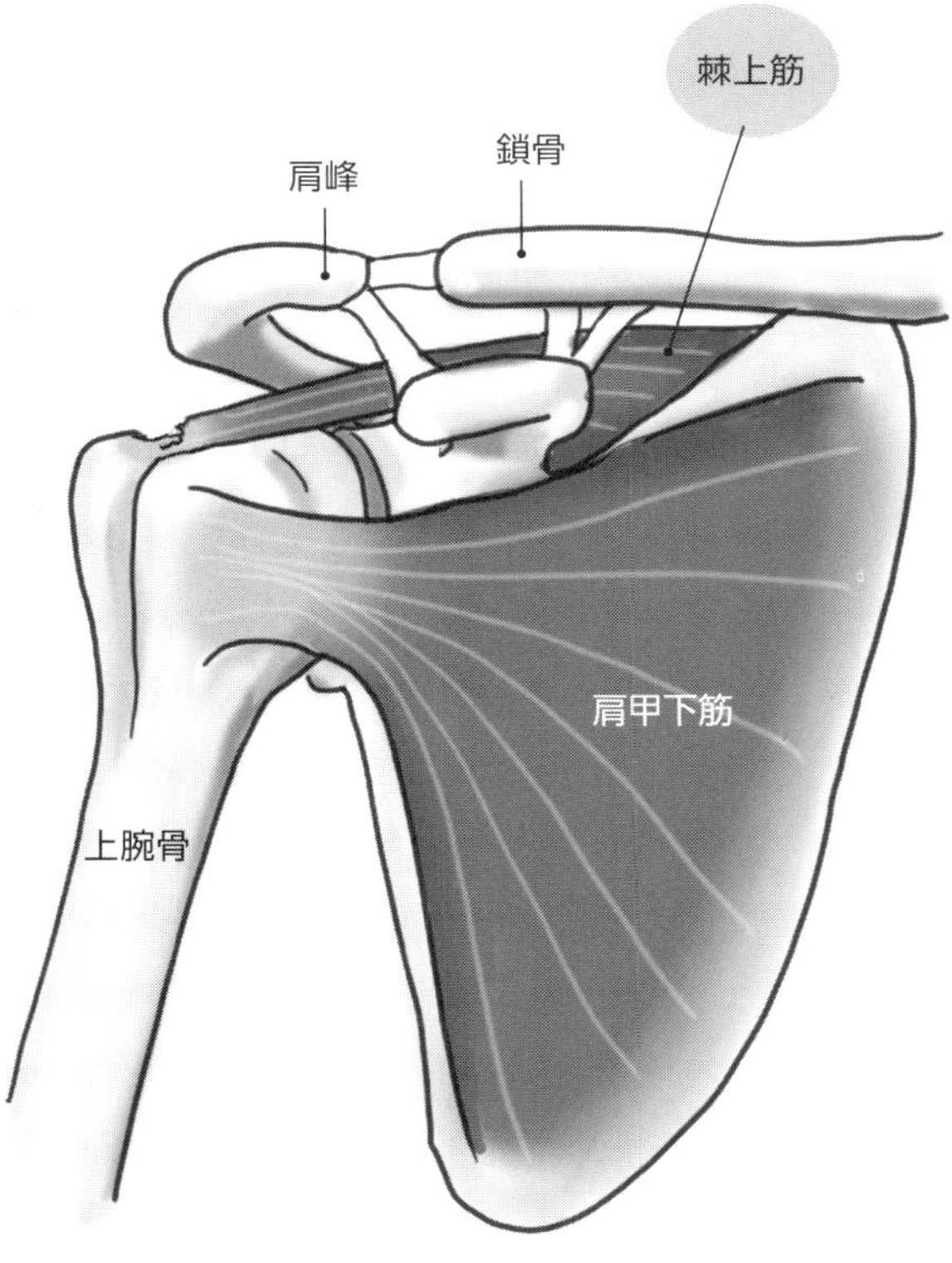

筋、肩甲下筋を指します。腱板断裂は、この４つの筋肉のどれか、あるいは複数が断裂しているということ。中でも棘上筋が一番断裂しやすいです。

加齢による断裂では日常生活に支障のない場合も多く、筋肉の筋トレで機能を補助する保存療法を行うことになります。スポーツで断裂したケースで早期に復帰したい場合などは、手術で腱を縫うこともあります。

・石灰性腱炎

肩の腱板内にカルシウムを含めた石灰が沈着し、腱板の柔軟性が損なわれ、炎症を起こして痛みが生じます。

石灰が溜まっていく急性期にはペースト状で柔らかく、徐々に硬くなっていきます。石灰が溜まって膨らんでくると痛みは増します。痛みを取るため急性期に注射で抜き取る場合も。

「さかいクリニックグループ」では最新の体外圧力波機を使った再生療法を行っています。圧力波で筋肉をたたき、その振動が石灰化した部分に響いて、石灰が打ち壊されるという画期的な方法です。

体外圧力波再生医療は、ドイツやオランダで行われていて、日本には2017年に導入されたばかりです。東大病院や千葉ロッテマリーンズ、日本ハム時代の大谷選手などの例がメディアでも注目されていますが、まだ国内に数十台しかありません。痛みを解消すると共に新しい血管を再生できる点が評価されています。

・上腕二頭筋長頭腱炎

力こぶを作る上腕二頭筋と、その上部にある長頭腱の炎症です。上腕二頭筋は長頭筋と短頭筋の2つの筋肉がありますが、長頭筋は上腕骨頭の受け皿の縁（関節窩）から肩関節の中を通過し、骨の溝がトンネルのようになっている場所をくぐって力こぶを作る筋肉へとつながっています。このトンネルを通る時に摩擦を起こして炎症が生じているのが、上腕二頭筋長頭腱炎です。

腕の使い過ぎによって炎症が起き、肩の前面に痛みが出ます。テニスやバドミントン、野球などラケットを使ったり投げるスポーツをしている人に多く見られます。

上腕二頭筋長頭腱炎

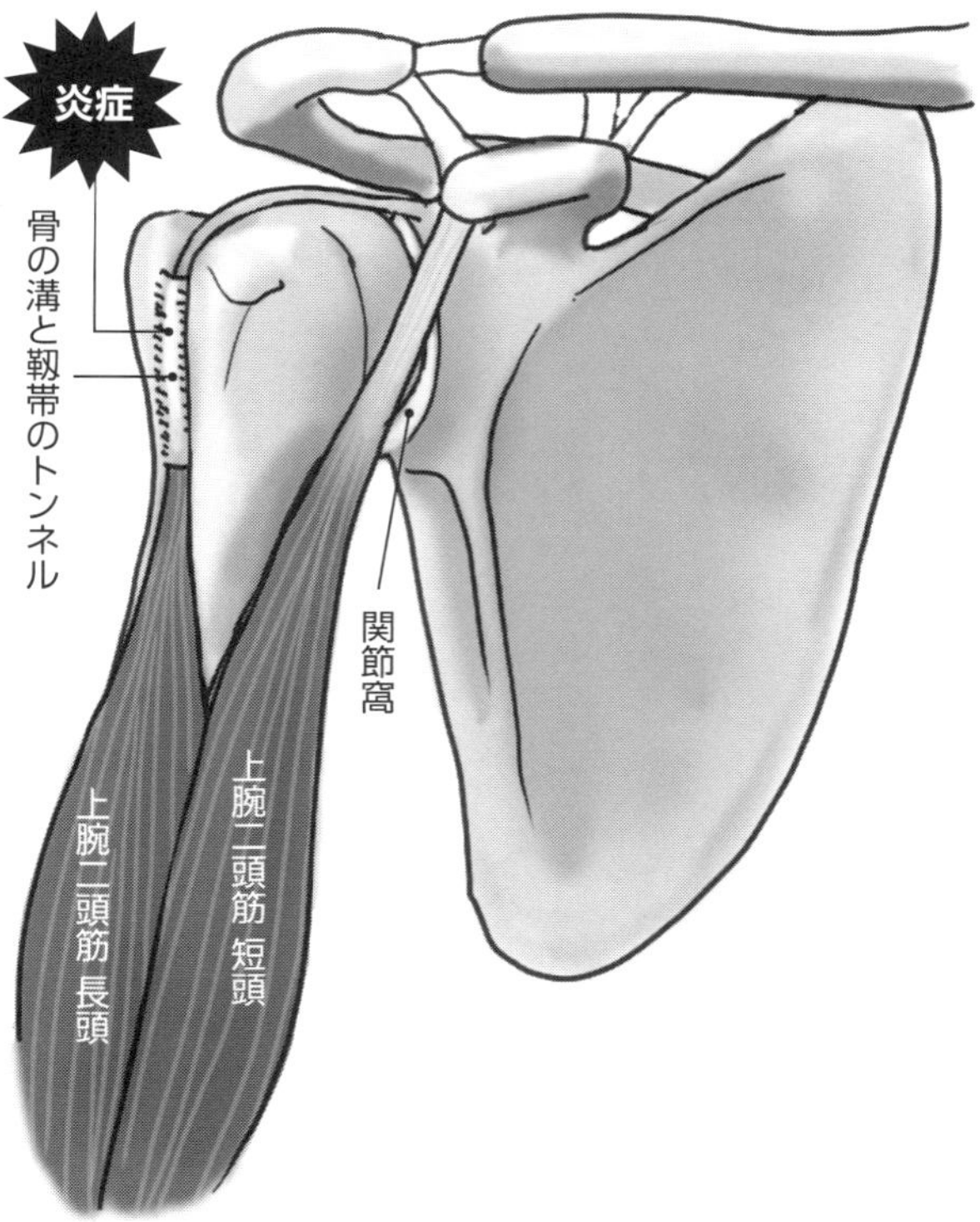

関節包内矯正とセルフケアで治すのが基本

前述したようにさまざまな肩痛がありますが、基本的に肩関節を動きやすくするために関節包内矯正を行います。関節の可動域を広げ、周囲の筋肉をのばしていくのは、関節が不安定になって起きる症状でも、肩関節を支える筋肉の影響で起きる症状でも有効です。そして、それぞれの症状に応じた筋トレやストレッチなどセルフケアを行うことで、痛みは改善していきます。

腕が上がらなくて自分でシャンプーできなかった人が洗えるようになったり、手を後ろに回してファスナーの上げ下ろしができなかった人ができるようになったり、というケースは数えきれません。

筋肉や関節の使い過ぎが原因の場合は、また使い過ぎると再発しますし、悪い姿勢が原因の場合は、姿勢を改善しないままでは痛みがぶり返します。以下に紹介するセルフケアを日常的に行って、関節や筋肉の良い状態を保ってください。

肩の不調を改善するセルフケア

セルフケア① 片腕ブラブラ体操

縮んで硬くなった筋肉をほぐす効果があり、四十肩、五十肩に有効です。

1. 上半身を曲げて片方の腕を机などに置き、もう片方の手で重りを持つ
2. 肩の力を抜いて腕をブラブラさせながら、前後・左右・回転、それぞれを20回行う
3. 反対側の腕も同様に行う

片腕ブラブラ体操

テーブルなどに片手を置き、
重りを持ったもう一方の手を
ブラブラと前後・左右・回転させる

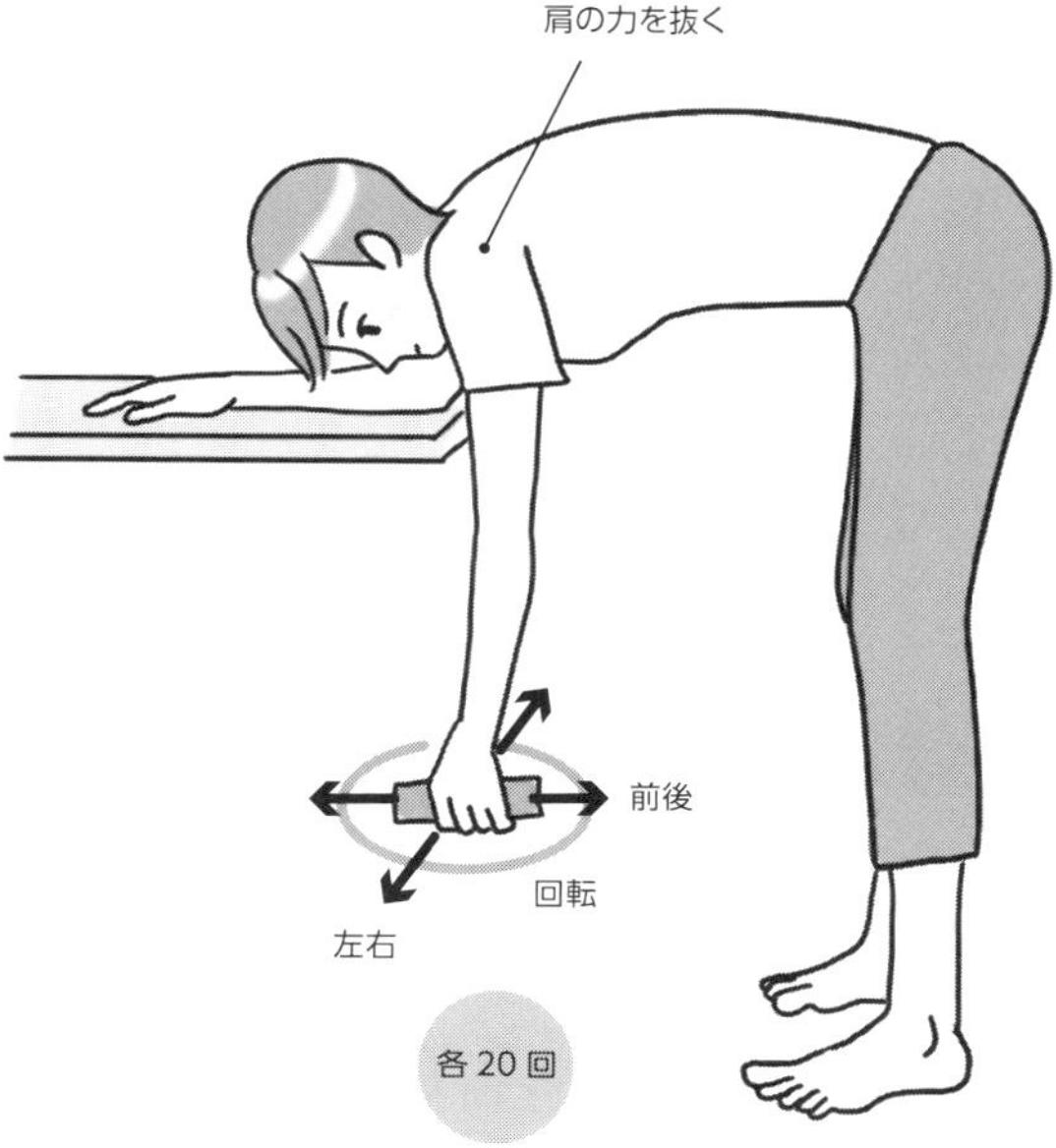

セルフケア②　枕挟み体操

四十肩、五十肩に効果のあるストレッチです。肩の筋肉のストレッチ効果があり、筋肉の柔軟性が出て、痛みの緩和につながります。朝・夜1〜2回。

1　**枕やクッションを痛みのあるほうの腕で抱え込み、脇の下にぴったりと挟む**
2　**腕を体のほうにゆっくり引き寄せ、これ以上閉まらないという状態を30秒キープ。肩の関節を広げるイメージで行うと良い**

枕挟み体操

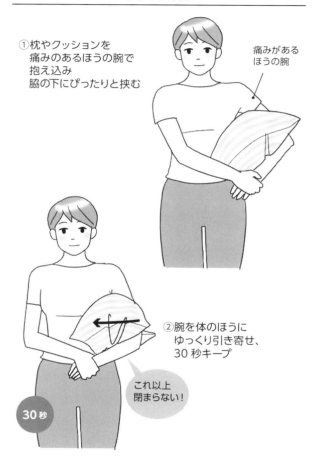

①枕やクッションを
痛みのあるほうの腕で
抱え込み
脇の下にぴったりと挟む

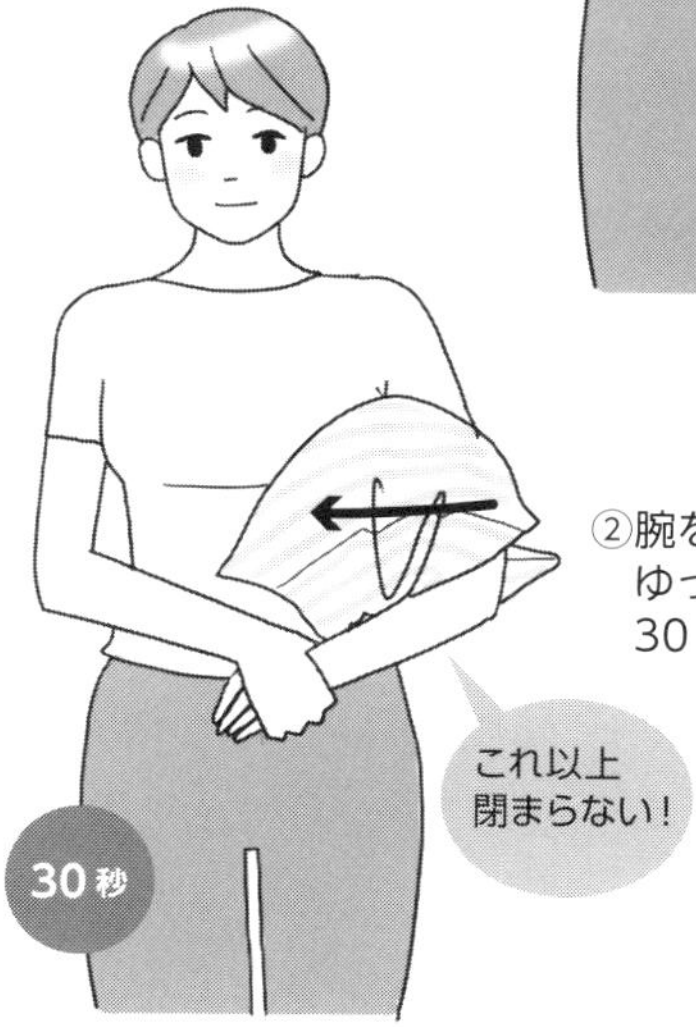

②腕を体のほうに
ゆっくり引き寄せ、
30 秒キープ

セルフケア③　肩下げ牽引ストレッチ

運動時に痛みがある場合に有効なストレッチです。2回1セットで1日2回。

1　長イスに腰かけ、片手でイスの端をつかむ

2　肩の力を抜き、肩甲骨と上腕を引き離すつもりで引っ張り30秒キープ

3　反対の腕も同様に行う

セルフケア④　腕引っ張り体操

縮んだ筋肉をのばす効果があり、四十肩、五十肩に有効です。朝・夜1～2回。

1　痛いほうの肩を上にして横向きに寝る

2　腕を肩にとって安全な角度である45度に上げ、人に引っ張ってもらう。痛みを感じる寸前で30秒キープ。肩関節の隙間を広げるイメージで行うと良い

肩下げ牽引ストレッチ

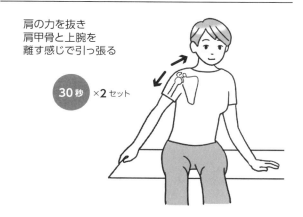

肩の力を抜き
肩甲骨と上腕を
離す感じで引っ張る

30秒 ×2セット

腕引っ張り体操

人に腕を45°の角度で
引っ張ってもらう

30秒

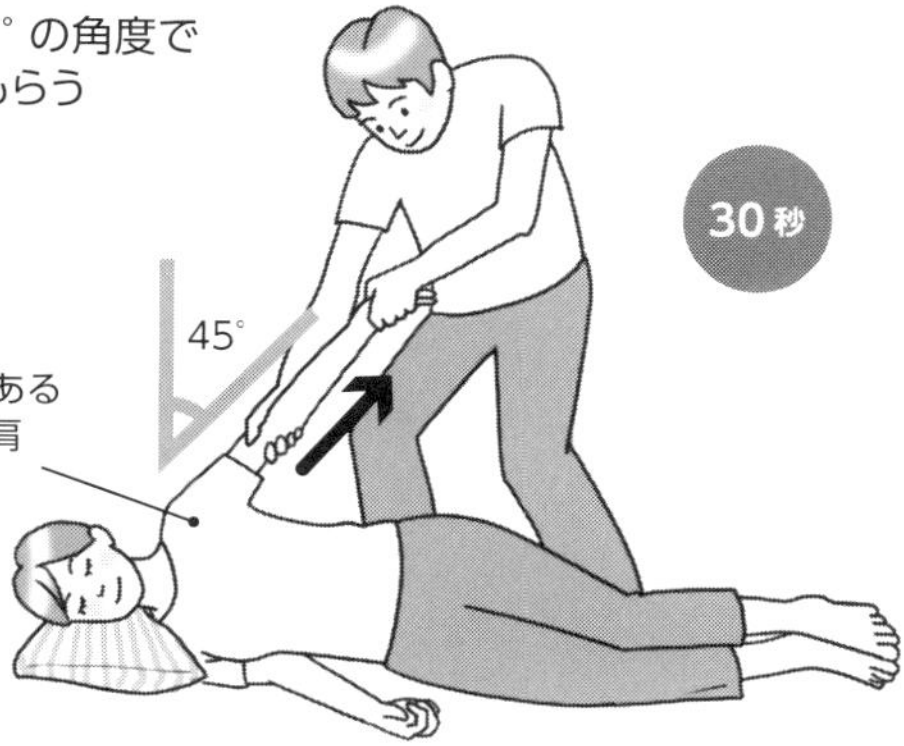

セルフケア⑤　たすきがけストレッチ

姿勢が悪く猫背で巻き肩になっている人に効果的です。たすきがけをすることで、両肩が後ろへシフトして胸を張った姿勢になり、ストレートネックや四十肩、五十肩の予防になります。

1 たすきの端をくわえて、反対側の端を左の脇の下へ持っていく
2 たすきをくわえたまま、左脇から左の肩の後ろへ回す
3 首の後ろから右肩の前へ回し、脇の下から右肩の後ろに回し、首の後ろから左へ
4 左手でたすきの端をつかみ蝶結びにする

たすきがけストレッチ

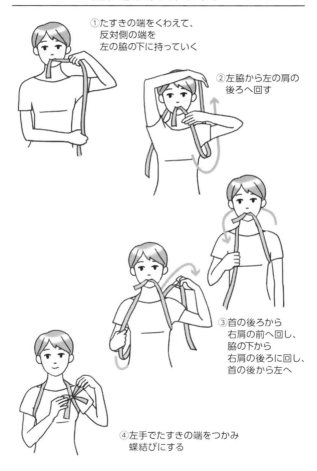

①たすきの端をくわえて、
反対側の端を
左の脇の下に持っていく

②左脇から左の肩の
後ろへ回す

③首の後ろから
右肩の前へ回し、
脇の下から
右肩の後ろに回し、
首の後から左へ

④左手でたすきの端をつかみ
蝶結びにする

セルフケア⑥　胸張り体操

デスクワークで長時間パソコンに向かっているような人にオススメのストレッチです。前かがみの姿勢から肩の位置を後ろに戻し、四十肩、五十肩の予防効果があります。朝・夜2〜3回。

・**座る場合**
床に正座して、後ろで手を組み、胸を張りながら、腕をゆっくりと引き上げていく。2〜3回繰り返す。

・**立つ場合**
足を肩幅に開いて立ち、後ろ手を組んで、胸を張りながら、腕をゆっくりと引き上げていく。2〜3回繰り返す。

・**腕が上がらない場合**
腕が上がらない場合は、組んだ手をイスの背もたれなどに乗せ、胸を張る。

胸張り体操

座る場合

正座して後ろで手を組み、
胸を張りながら
腕をゆっくりと引き上げていく

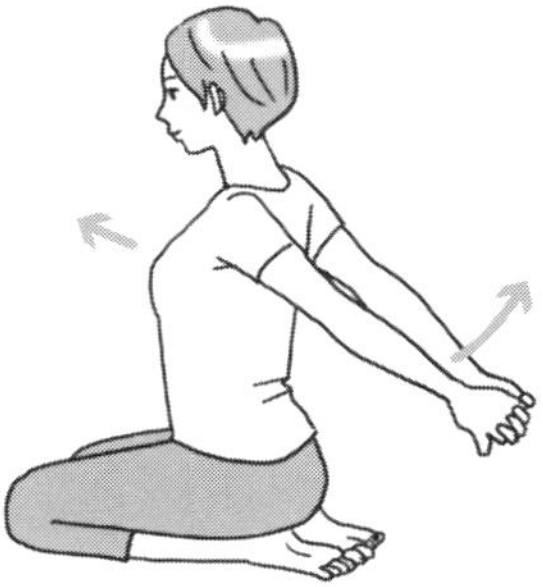

立つ場合

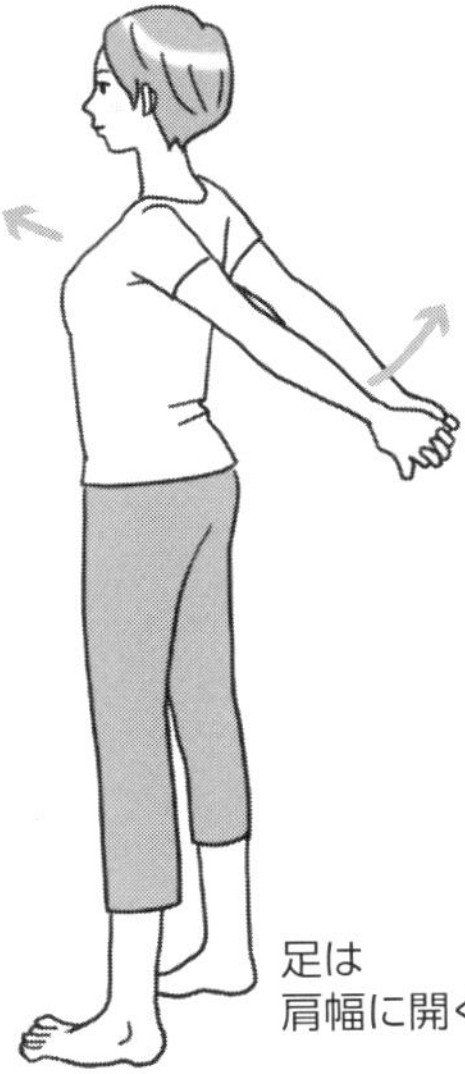

足は
肩幅に開く

腕が上がらない場合

組んだ手を
イスの背もたれに
乗せる

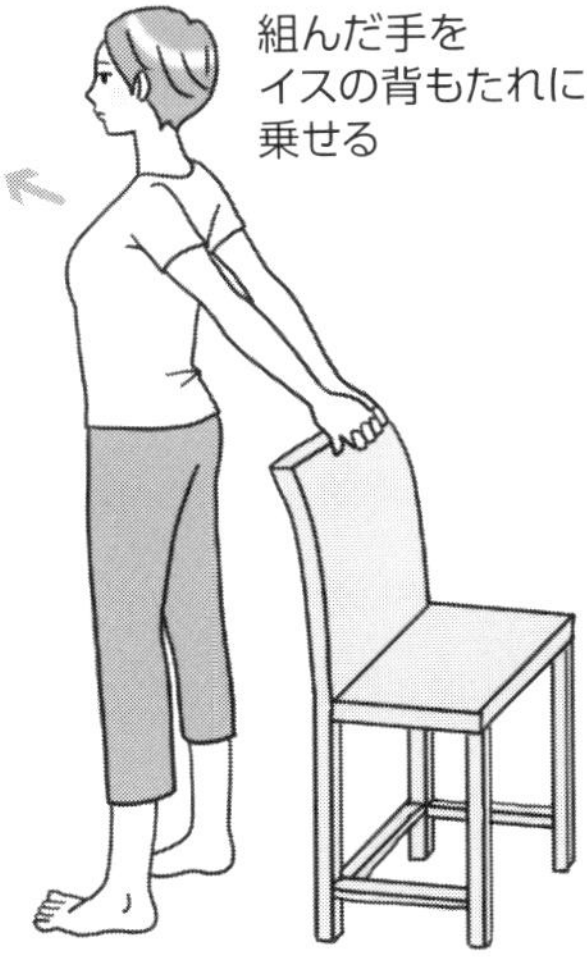

セルフケア⑦　大胸筋ストレッチ

胸の筋肉である大胸筋は腕についていますが、猫背で巻き肩になると、常に縮んだ状態になります。腕についている大胸筋をストレッチでのばすと、肩が開きやすくなります。朝・夜30秒2回。

1 **壁の横に立ち、斜め後ろに手をつく**
2 **そのまま90度より上に腕を上げていき、つらいと感じた角度で深呼吸しながら30秒キープする**

大胸筋ストレッチ

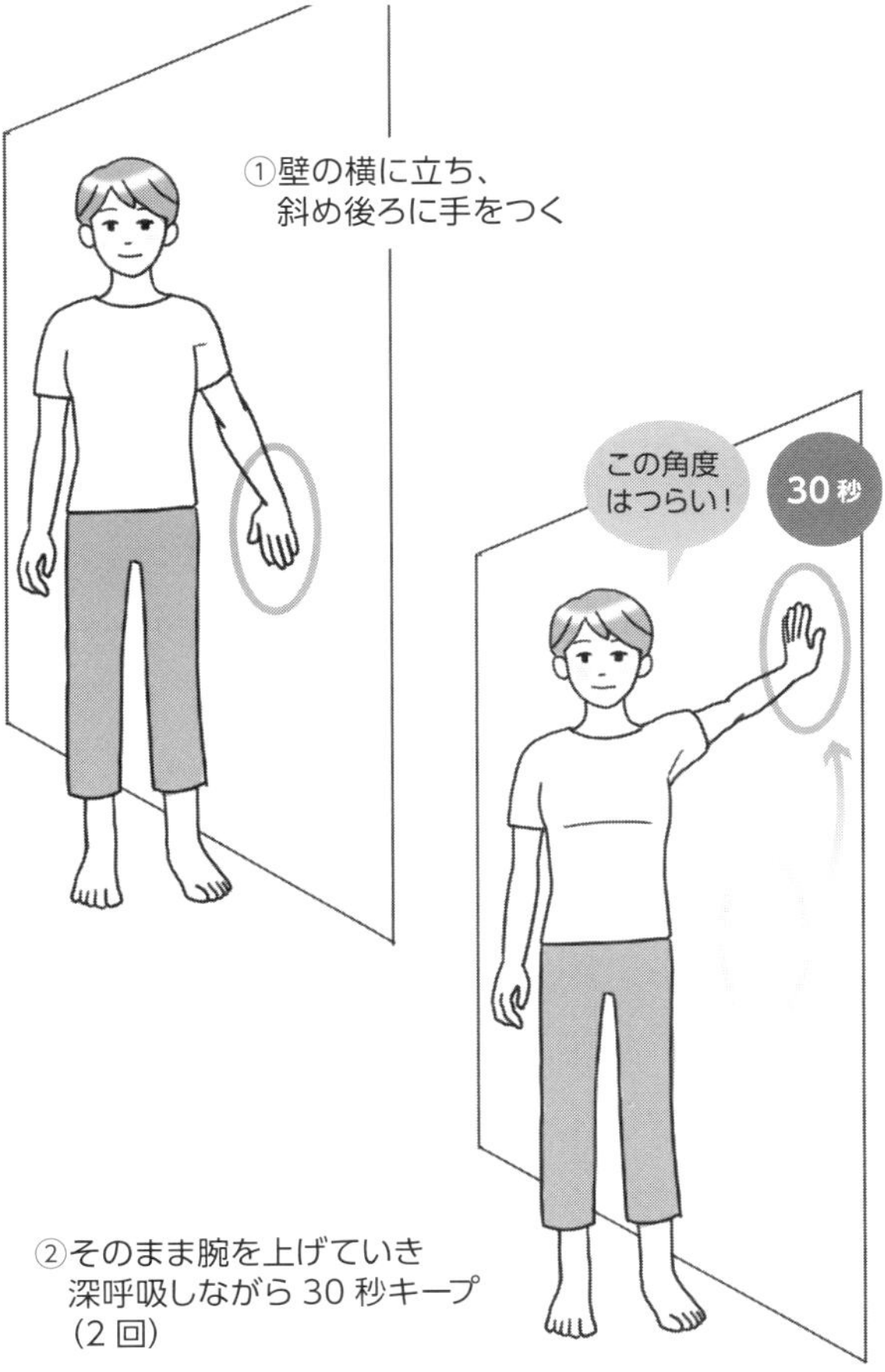
①壁の横に立ち、
斜め後ろに手をつく
この角度
はつらい!
30秒
②そのまま腕を上げていき
深呼吸しながら30秒キープ
(2回)

セルフケア⑧　腕のばしストレッチ

肩のストレッチで、四十肩、五十肩に有効です。朝・夜10秒2〜3回。

1 机やテーブルに指先を体側に向けて、両手を肩幅の広さでつく
2 意識して肩をすくませるように体重を10秒ほどかけ、何回か繰り返す

セルフケア⑨　胸鎖関節ストレッチ

胸骨と鎖骨の間にある胸鎖関節が硬くなると、四十肩、五十肩の原因にもなります。胸鎖関節をストレッチすると肩甲骨の動きも良くなります。朝・夜1セット。

1 仰向けに寝て、誰かに胸鎖関節に人差し指と中指を当て押してもらう
2 腕を持ち上げて、鎖骨を回転させるイメージで上下に3〜5回動かしてもらう
3 反対側も同様に行う

腕のばしストレッチ

①テーブルに指先を体側に向け肩幅の広さで両手をつく

②体重を両腕に10秒ほどかける

10秒

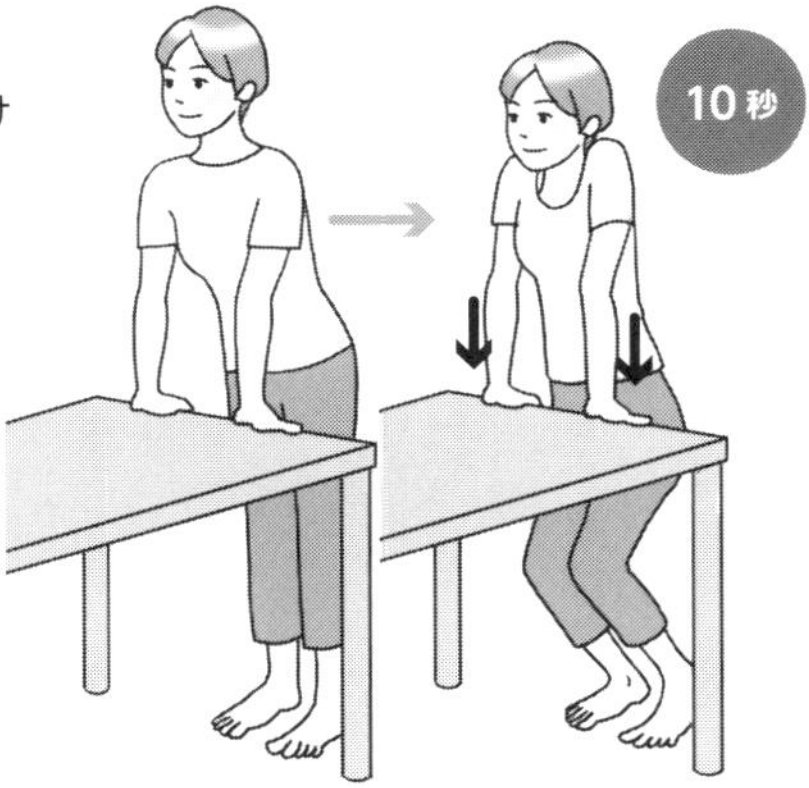

胸鎖関節ストレッチ

①他の人に人差し指と中指で胸鎖関節を押さえてもらう

②腕を持ち上げて、上下に3〜5回動かしてもらう

胸鎖関節

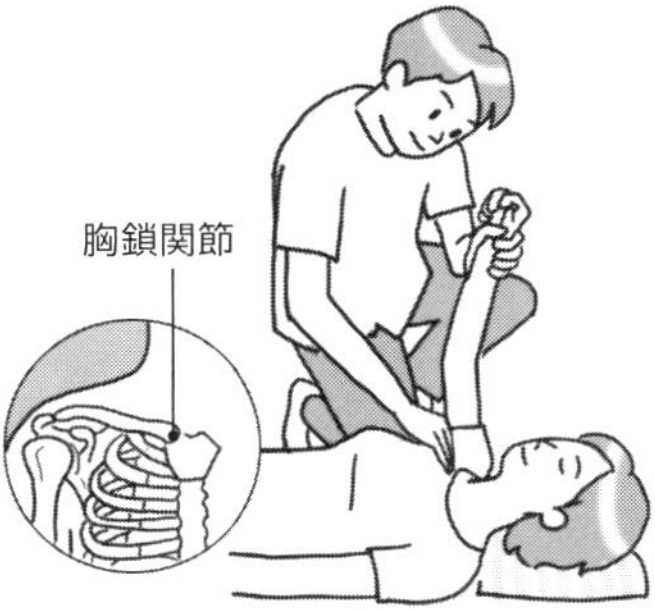

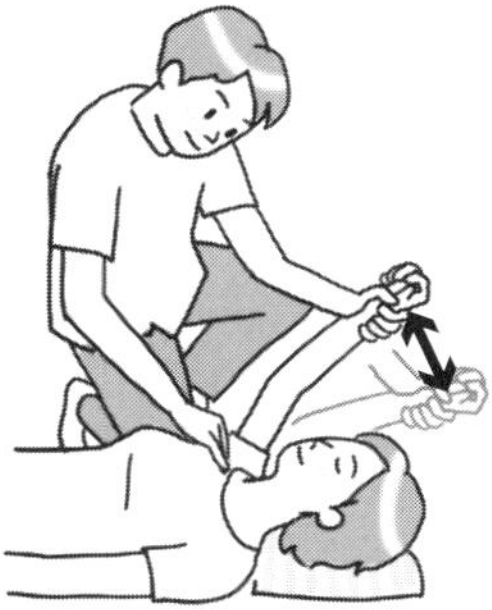

セルフケア⑩　ゴムチューブ・上下筋トレ

脱臼をしたことがあるなどルーズショルダーの人向けのゴムチューブを使った筋トレです。10回2セットを1日2回。

1　ゴムチューブを足元に巻き、先端を握り、45度の角度に広げて上下に動かす

2　反対側も同様に行う

セルフケア⑪　ゴムチューブ・左右筋トレ

同様にルーズショルダーの人向けの筋トレです。10回2セットを1日2回。

1　ゴムチューブを枠などに引っかけて片手で端を握り、肘を体に固定して横に引っ張る

2　反対側の腕も同様に行う

ゴムチューブ・上下筋トレ

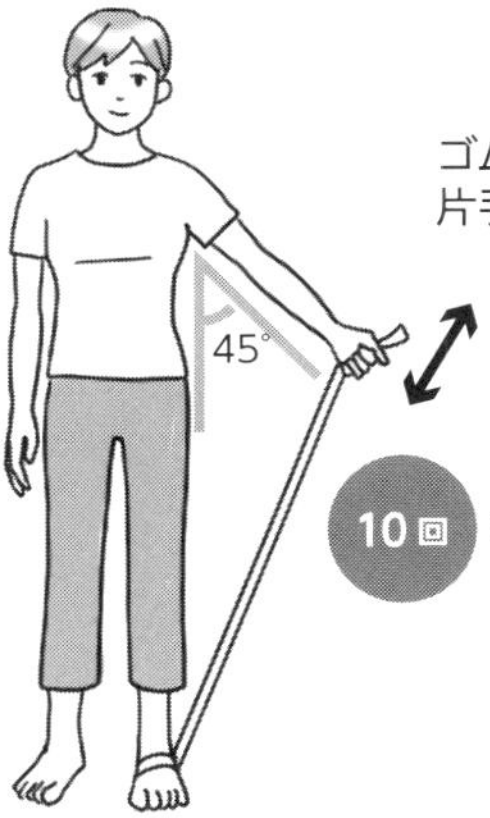

ゴムチューブの端を足で固定し
片手で引っ張って上下に動かす

10回 ×2セット

ゴムチューブ・左右筋トレ

ゴムチューブを枠などに引っかけて
片手で端を握り、横に引っ張る

10回 ×2セット

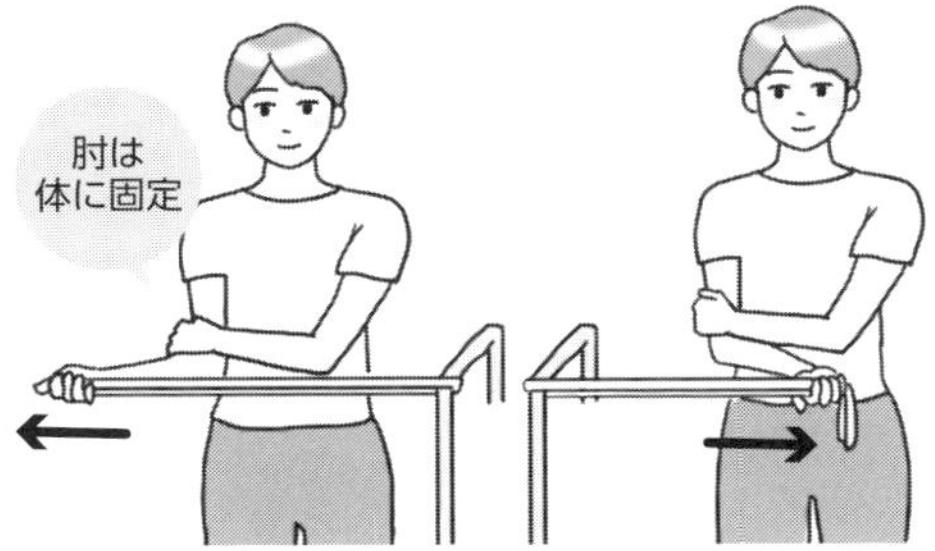

さかいクリニックグループ・院長代理　小山和希

肩痛が関節包内矯正とセルフケアで治りました！

2～3回の施術で五十肩の痛みがなくなりました！

高い所の物を取ったり、洗濯物を干したり、着替えで背中のファスナーをおろしたりする時に肩が痛くなり、そのうちに寝ていてもうずくような痛みを感じて目が覚めるようになり、そんな状態が1年続いているという50代の女性が、来院されました。

最初に整形外科の病院に行ったところ、骨に異常はなく「五十肩ですね」と診断され、湿布と痛み止めの薬を処方されて終わり。近所の治療院に通ってみたけれどなかなかなか良くならず、来院されたのです。

肩関節の関節包内矯正を施術したところ、肩の動きが良くなり、痛みなく手を挙げやすくなりました。2～3回来院してもらい関節包内矯正を続けると、2～3回目で夜寝ている時の痛みがなくなり熟睡できるように。

強い痛みが改善されたので、セルフケアとして肩の運動をアドバイスしました。片腕ブラブラ体操（81ページ参照）を行ってもらったところ、最初は体操時に痛みが出たのですが、徐々に痛みがなくなり、腕を90度上げるのも痛かったのに、腕が耳につくまで改善しました。

今はすっかり痛みが消え、日常生活に特に問題なく過ごしているそうです。

● ゴルフを続けながら五十肩の痛みが解消

60代の男性はゴルフが趣味で週1回はコースを回り、さらに打ちっ放しで200球打ち込んでいるとか。ゴルフの際に肩に痛みが出るようになり、日常生活でも洋服を着替える時に痛かったり、痛いほうの肩を下にして寝ると痛みが強くなったり。

そこで、病院で診てもらったそうですが、レントゲンで異常はなく、医師からは「肩の使い過ぎですね。ゴルフを止めれば治りますよ」と冗談混じりに言われ、湿布を出されただけでした。

ゴルフは止めたくないので、ゴルフを続けながら治したいという希望を持って、来院されました。

肩関節の関節包内矯正を行うと、「肩が軽くなり、腕がスムースに動く」という感想でした。取り敢えず、ゴルフの回数を少なくするように助言。関節包内矯正を続けると、ゴルフ時の痛みも軽減。「おかげでボールがよく飛んで飛距離がのび、スコアが良くなった」と喜ばれました。

セルフケアとしてゴルフ時に負担のかかる筋肉のストレッチ、肩下げ牽引ストレッチ（85ページ参照）を教え、ゴルフ後にやるようにアドバイスしました。

セルフケアを行うことで、今はゴルフをしても痛みがなくなり、気分良くプレーを楽しんでいるそうです。

関節包内矯正と筋トレでルーズショルダーが改善

若い頃、肩の脱臼を経験した40代の女性が、来院されました。

脱臼した後、年に何回か肩がずれるように感じたり、外れたような感覚があったりしたので、なるべく肩を動かさないようにしていたところ、肩コリや肩の痛みがどんどんひどくなっていったそうです。ただし、痛みはあっても腕を上げたり、肩を動かしたりすることはできていました。

30代の時に行った整形外科では「肩の筋トレをしてください」と言われ、湿布を出されただけだったとか。近所の治療院でマッサージや電気をかけてもらうなどしていたのですが一向に良くならないので、「さかいクリニックグループ」に来られたのです。

関節包内矯正で肩が正常な可動域で動かせるようになると、すぐに腕を上げることもできるようになりました。

さかいクリニックグループ・院長代理　小山和希

指導したゴムチューブの上下筋トレや左右筋トレ（95ページ参照）を続けていくうちに肩がしっかりしてきて、現在は特に問題がありません。

PART 3

腰痛は、驚くほど簡単に良くなる

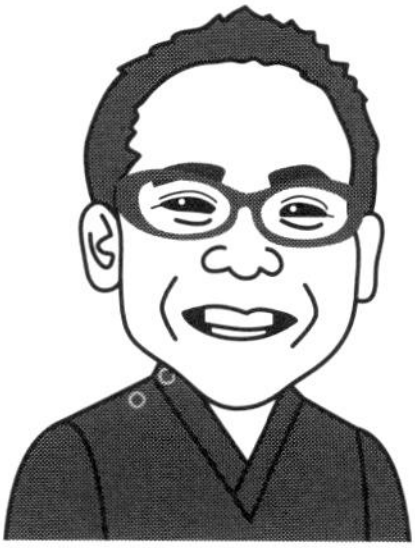

小杉賢司
さかいクリニックグループ・院長補佐

酒井慎太郎先生からひと言プロフィール

「うちのオープニングスタッフで、手技に優れた職人肌の治療家です」

さかいクリニックグループ・院長補佐　小杉賢司

「『さかいクリニックグループ』は19年前にスタッフ5人で開業しましたが、小杉先生はその時のメンバーの一人です。大学卒業時の就職活動で人の役に立つ仕事がしたいと考え、柔道整復師の専門学校に進んだそうです。

開業当時は埼玉県の上尾から通っていて、勤務を終えてから総合格闘技の道場で練習し、その後、上尾駅から5㎞離れた自宅まで自転車で帰るというハードワークを続けていました。そうした体力を基礎に、熱心に手技の習得に努めていたのを覚えています。今ではスタッフの中でダントツの腕を持っています。

《悩んでいる方に寄り添う》ことをモットーにしていて、確かな技術で信頼を得ている職人肌の施術家と言えるでしょう」

原因がわからない腰痛が85％も！

厚生労働省の調査によると、腰痛に悩まされている日本人は2800万人もいるそうです。国民4人に1人は腰痛持ちということになります。まさに国民病ですが、病院の検査で原因を特定できるのは15％で、残りの85％は非特異的腰痛症と言って原因がわからないものです。

原因が特定できる特異的腰痛症には、腰椎椎間板ヘルニアや脊柱管狭窄症、圧迫骨折などがあります。

そして、原因がわからない非特異的腰痛症には、筋膜性腰痛症や椎間板症、ぎっくり腰などがあります。

「さかいクリニックグループ」には、病院で原因がわからないと診断された人たちや、幾つもの病院を回っても良くならなかった方々が多く来院されます。

腰痛の場合、一つの原因で生じるとは限らず、さまざまな症状が複合的に現れることもあります。筋肉の痛みと関節の痛みが一緒にあったり、腰痛と膝痛、腰痛と首痛が同時に出たりするケースや椎間板ヘルニアと脊柱管狭窄症が一緒ということもあります。原因はさまざまで、一人ひとり状況が違うという難しさがあります。

腰痛にはさまざまな種類が……

さまざまな腰痛がありますが、代表的なものを説明しましょう。

・筋筋膜性腰痛

前かがみなど悪い姿勢や座りっ放しや立ちっ放しなど腰に良くない習慣を続けることで、脊柱起立筋が収縮して炎症を起こします。腰の筋肉に疲労が溜まった状態で、いわば腰の筋肉痛です。

・椎間板症

椎間板は、背骨（脊椎）の骨（椎体）と骨の間に挟まっていて、背骨にかかる圧力をやわらげるクッションの役割を果たしています。ところが、悪い姿勢など腰椎に負担がかかる状態が続いたり、加齢によって椎間板の水分が失われたりして、椎間板が変形することで痛みが出るのです。脚に痺れが出ることもあります。

・椎間板ヘルニア

椎間板の内部にあるゼリー状の髄核が押しつぶされて外に飛び出し、神経を圧迫したり、刺激したりして、足腰の痛みや痺れを引き起こします。日本で120万人いると言われているほど、腰痛でもポピュラーなものです。腰を酷使する仕事の人、激しいスポーツをする人、長時間の座り仕事の人などが発症しやすく、重い物を持ち上げたり、腰をひねったりすることで髄核が飛び出すこともあります。

・腰椎分離症

腰椎後方の突起がひび割れて分離した状態です。腰椎の一部分に負担が蓄積し、最初はひび割れた状態になり、やがて完全に分離した状態になります。分離してしまうと二度と元には戻りません。

筋筋膜性腰痛

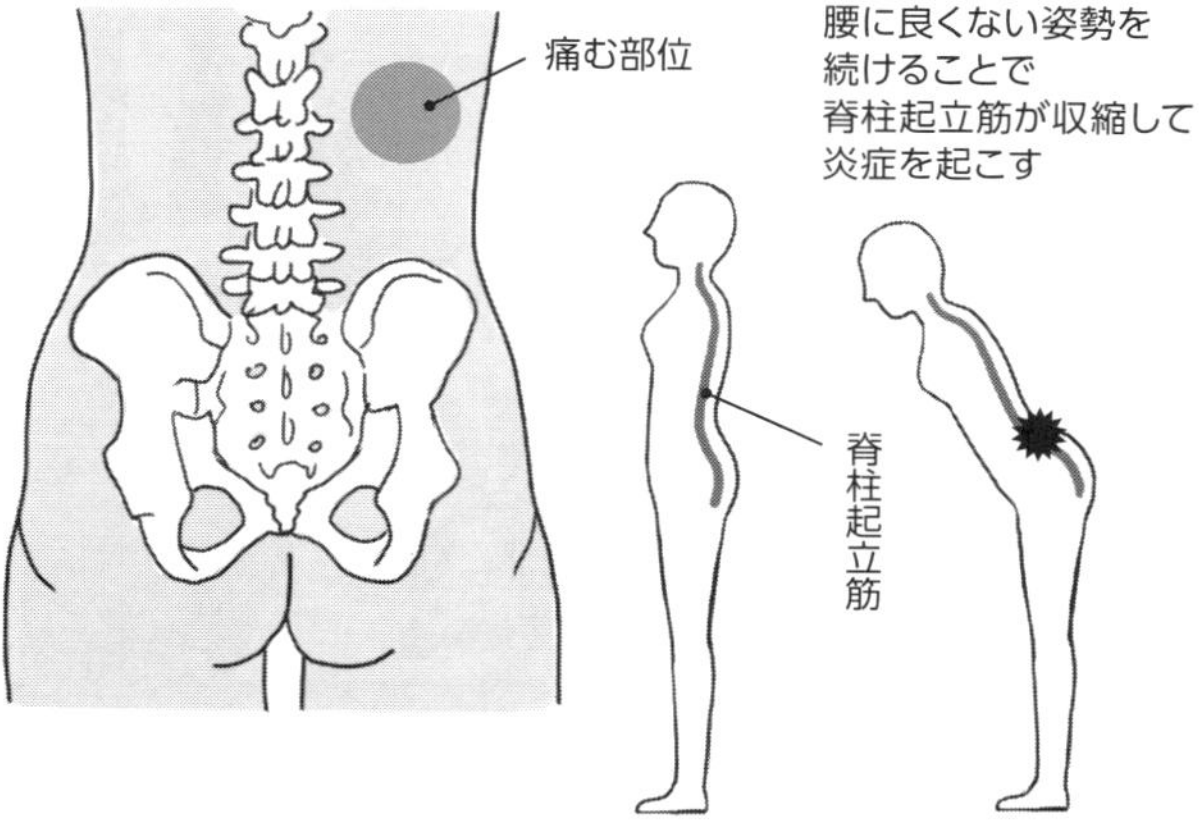

椎間板ヘルニア

椎間板内部のゼリー状の髄核が
押しつぶされて外に飛び出し、
神経を圧迫したり刺激したりして
足腰の痛みや痺れを引き起こす

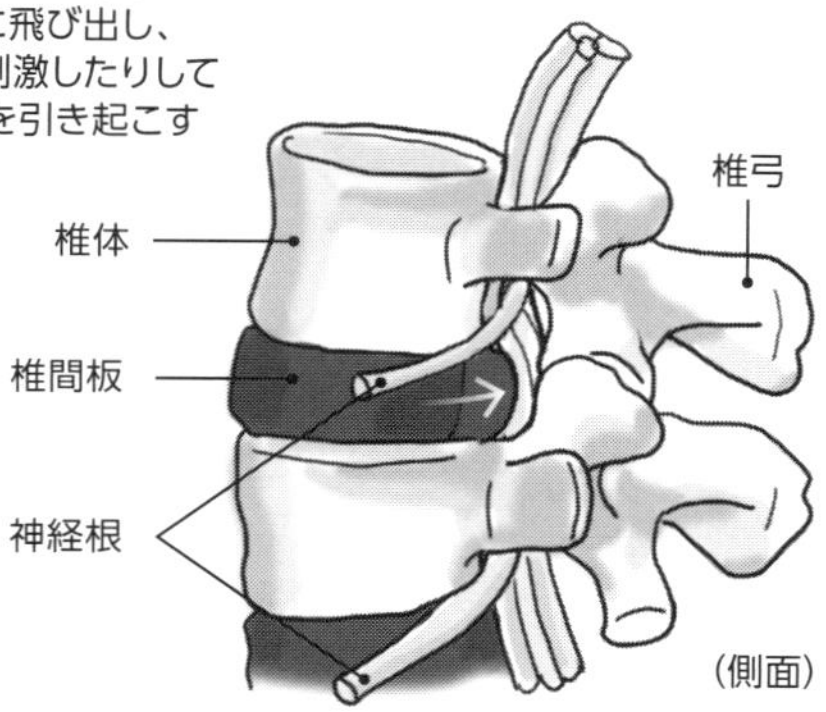

・腰椎すべり症

腰椎の分離した椎骨が前方にずれてしまっている状態です。

・脊柱管狭窄症

脊柱管とは、背骨の内側にある神経の通り道となっている管のことです。椎間板や椎骨、黄色靭帯などで囲まれています。悪い姿勢や加齢などにより、椎間板が変形したり、黄色靭帯が肥厚したりして、脊柱管が狭くなることで、中を通る神経が圧迫されて、痛みや痺れが発生します。歩くと神経が圧迫されて痛いので、休み休みでないと歩けない間欠跛行が特徴です。

・腰椎圧迫骨折

骨粗鬆症などで腰椎がつぶれてしまった状態です。ささいなことで骨折してしまうことも多く、本人が自覚していない場合もあります。椎体がつぶれるので背中が丸くなり、周囲の関節や筋肉が硬くなっていき、姿勢が悪くなって腰痛が出ます。

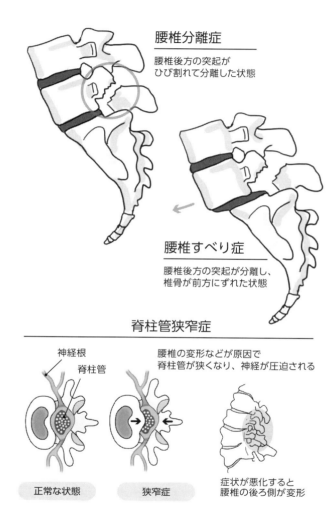

腰椎分離症

腰椎後方の突起が
ひび割れて分離した状態

腰椎すべり症

腰椎後方の突起が分離し、
椎骨が前方にずれた状態

脊柱管狭窄症

腰椎の変形などが原因で
脊柱管が狭くなり、神経が圧迫される

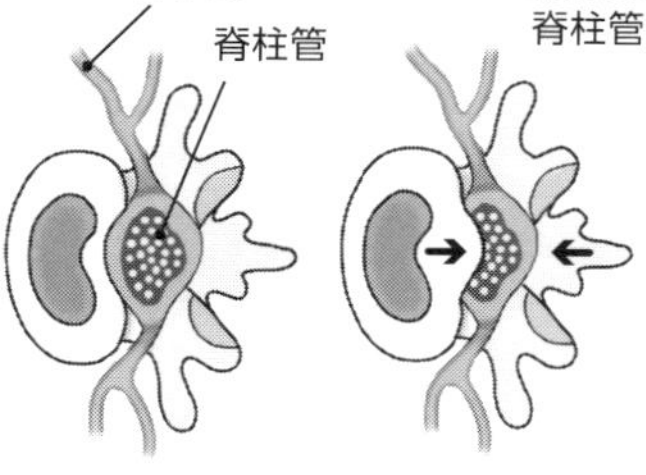

正常な状態　　狭窄症

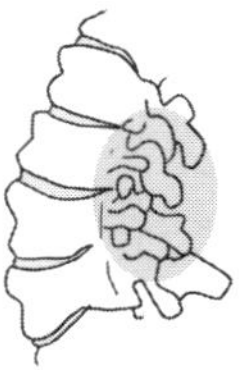

症状が悪化すると
腰椎の後ろ側が変形

腰椎圧迫骨折

骨粗鬆症や転倒などで
腰椎がつぶれて骨折してしまう

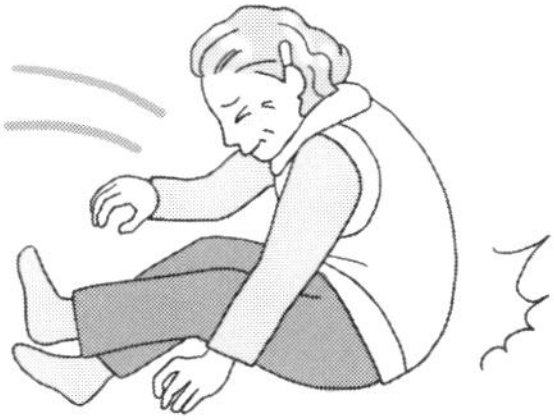

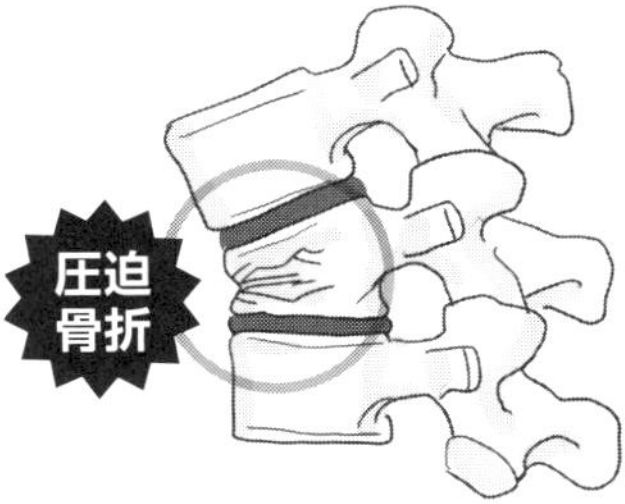

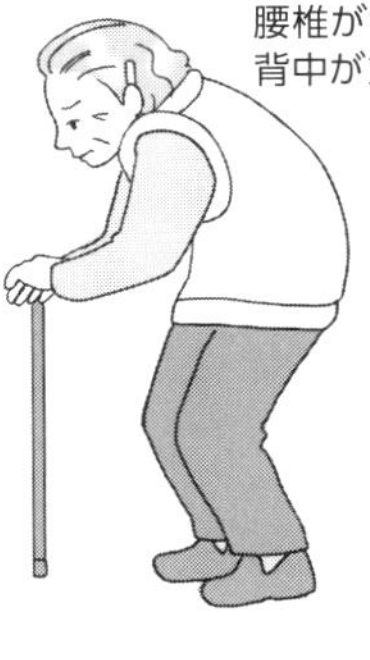

腰椎がつぶれるため
背中が丸くなる

年代により多く出がちな腰痛とは……

さまざまな腰痛がありますが、年代によって発症する傾向が多くなるものがあります。

例えば、10代で激しいスポーツをやっている学生などは、筋肉疲労もあり、骨自体にもストレスがかかり、腰椎分離症になりやすい傾向があります。痛みがひどく長時間座っていられなくて、席を動きながら授業を受けているという学生もいました。また、部活でスポーツをやっていると、レギュラーになりたい、試合に出たいという気持ちで我慢して症状がひどくなるケースもあります。

20~30代の場合は、デスクワークやスマホの使い過ぎなどによって姿勢が悪くなり、椎間板ヘルニアになるリスクが高まります。「さかいクリニックグループ」にも、この年代のヘルニア予備軍の方が多く来院されます。椎間板ヘルニアは、椎間板内部のゼリー状の髄核が飛び出して神経を圧迫することで発症しますが、若い年代では髄核がみずみずしく、前かがみになった時に移動しやすいのです。
40代以上になると、加齢により椎間板の水分が少なくなり、関節に負担がかかり、関節が固まって動きが悪くなることで椎間板症が多くなります。脊柱管狭窄症も増えてきます。60代以上の場合は、骨粗鬆症による圧迫骨折などが多く見られます。

ぎっくり腰は生活習慣病？

ぎっくり腰は俗称で病名ではありません。急性腰痛と言い、急に痛みが出る症状です。痛みが出る原因はさまざまで、筋肉の痙攣、ヘルニアの飛び出し、関節包が関節に挟み込まれることなどが考えられます。

ぎっくり腰で痛みが出るのは一瞬ですが、それまでに悪い姿勢など生活習慣の積み重ねがあり、一定レベルを超えた時に一気に痛みが出てくるのです。安静にするなどして、いったんは痛みがおさまったとしても、以前と同じ生活習慣を続ければ、痛みは再発します。ぎっくり腰はクセになりやすい、何回も起こすというのは、生活習慣という根本原因を解決していないからなのです。

姿勢を良くするセルフケアが基本

腰痛は単一の原因によって起きることは少なく、さまざまな原因が重なり合って発症する場合が多いと言えます。しかし、原因が複数だったとしても、姿勢を良くすることが腰痛の改善につながります。姿勢が悪いと筋肉が緊張し、関節が硬くなり、椎間板に負担をかけます。日常生活で良い姿勢を取ることが、治療の大前提となります。

したがって、悪い姿勢の悪影響を説明し、良い姿勢を取りやすくするために関節包内矯正を行い、次の治療までにセルフケアを続けてもらいます。この繰り返しによって、さまざまな原因が重なっていたとしても、痛みの改善という良い方向に向かっていく場合がほとんどです。

3D姿勢分析装置で自分の姿勢を確認

「さかいクリニックグループ」には3Dの姿勢分析装置があります。正面、横、真上から撮影し、自分がどんな姿勢なのかを客観的に見ることができます。初回の来院時に撮影できない場合もありますが、2～3回目までには必ず撮るようにしています。画像を見て、「こんなに悪い姿勢だったのか！」と驚かれる方が大勢います。

肩痛の人は自分が猫背であることを自覚している場合もありますが、腰痛を訴える方は猫背になっていることに気付いていない人が多いです。猫背になることで腰が後傾して腰痛が出る場合もありますし、膝が悪くて腰が曲がって腰痛になる場合もあります。腰痛だからといって、腰だけを気にしてもダメなのです。全身の姿勢が関係してくることを、3Dの写真を見て確認していただいています。

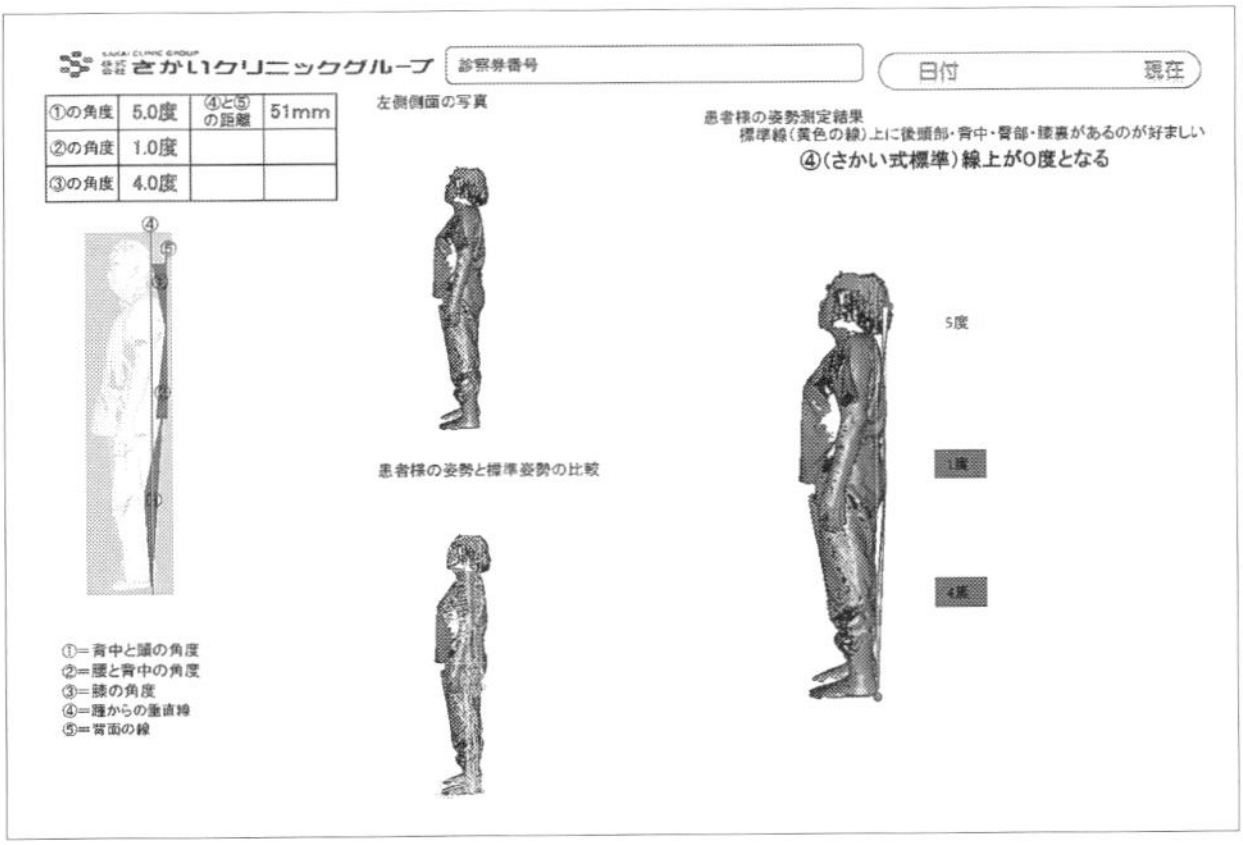

３Ｄによる姿勢分析画面

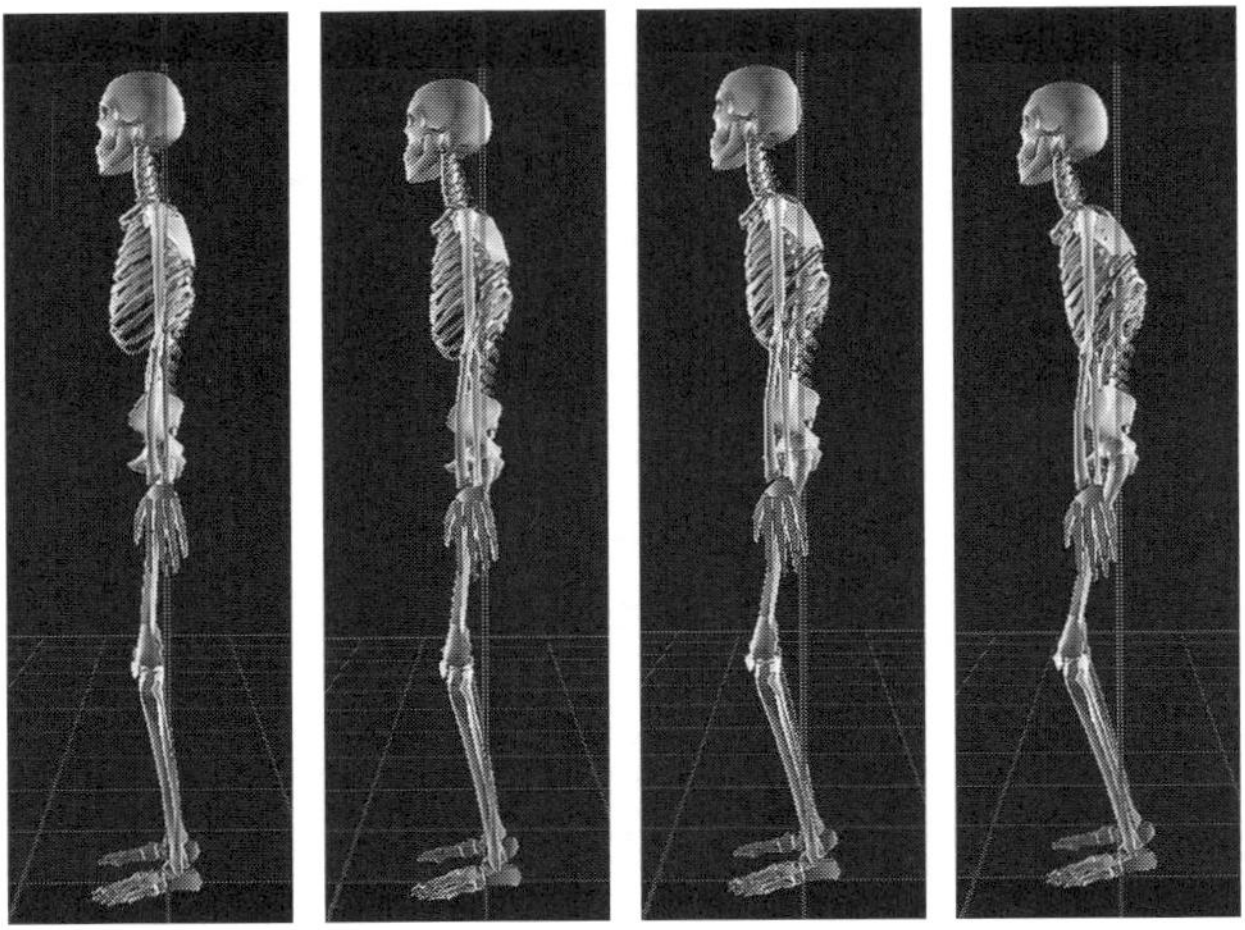

（現在〜5年後）　（10年後）　（15年後）　（20年後）
姿勢の変化予測

腰痛を改善する良い姿勢とは……

良い姿勢とは、背骨がS字形にカーブしていること。首と腰は前かがみにならず、反っている状態が理想。しかし、現代人はどうしても前かがみの姿勢になることが多く、生理的彎曲と言われるS字カーブが失われがちです。意識して良い姿勢を維持することが大事です。

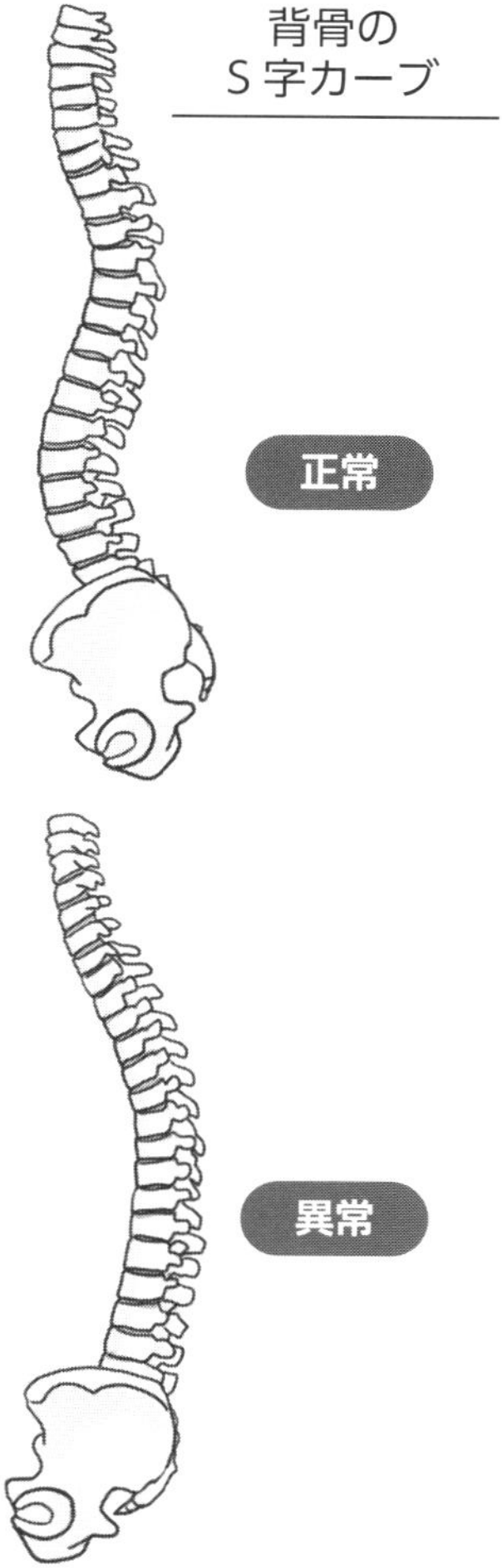
背骨の
S字カーブ
正常
異常

仙腸関節と腰痛の関係は

背骨は骨格全体を支える柱の役割を果たし、骨盤は背骨を支える土台となっています。背骨と骨盤が連携してスムーズに動くことで、体もスムーズに動くことができるのです。この連携に重要な働きをしているのが、骨盤の関節である仙腸関節です。仙骨と腸骨をつないでいる細長い関節で、前後左右に数ミリ動くことで体にかかる重みや衝撃を和らげるクッションの役割を果たしています。

ところが、長時間同じ姿勢を続けたり、前かがみの姿勢がクセになっていたりすると、仙腸関節に無理な力が加わってスムーズに動かなくなります。仙腸関節が動かなくなってくるとクッション機能が失われ、腰椎の椎間板や腰周りの筋肉に負担がかかってしまい、腰痛は悪化してしまうのです。

動かなくなった仙腸関節を緩め、可動域を広げるためには関節包内矯正が有効です。仙腸関節が動き出すとクッション機能も戻ってきますから、椎間板や腰周りの筋肉の負担が軽くなって、腰痛が改善されます。

仙腸関節と腰椎

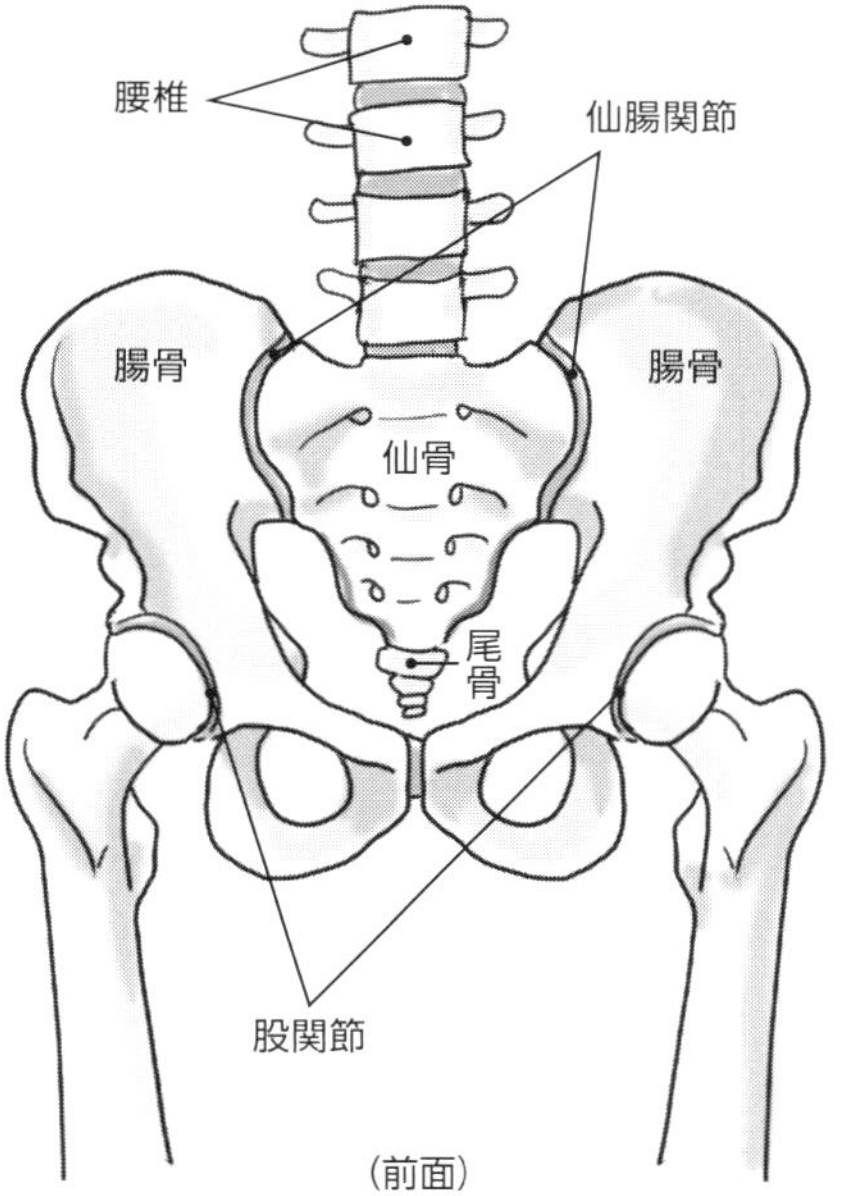

（前面）

腰痛を放っておくとロコモティブ症候群になることも……

腰痛の急性期（激しい痛みが生じる最初の時期）は安静にする必要がありますが、痛みが引いた後も体を動かさないでいると、関節の可動域が狭くなっていき、筋肉が収縮し、痛みが出るという悪循環に陥ってしまいます。

最悪の場合は、ロコモティブ症候群となって自立した生活を送れなくなる可能性があります。ロコモティブ症候群とは、骨や関節、筋肉など体を動かす運動器の障害のために、歩いたり、立ったり、座ったりする機能が低下した状態を指します。要支援、要介護の状態になり、自立した生活が送れなくなり、最終的には寝たきりになってしまいかねません。

人生80年の時代ですから、自立して生活できる期間＝健康寿命をのばすことが幸せにつながります。そのためにも腰痛の改善は非常に重要です。

腰痛改善のセルフケアの基本はテニスボール・ストレッチ

良い姿勢を維持しやすくするために、「さかいクリニックグループ」で推奨しているのが、仙腸関節にテニスボールを当てるストレッチです（125ページ参照）。全身の関節の要となる仙腸関節の動きを良くすることは、正しい姿勢を取るために必要なことです。また、仙腸関節が緩んで可動域が広がることで、腰椎や腰周辺の筋肉への負担が軽減されます。

そして、背骨のS字カーブをつくるには、首のテニスボール・ストレッチ（45ページ参照）や、胸椎と腰椎の接続部分にアプローチする胸腰椎テニスボール・ストレッチ（125ページ参照）も必要です。

腰痛改善の基本として、仙腸関節、首、胸腰椎のテニスボール・ストレッチを1日3回行うのが理想ですが、お勤めなどの場合は昼間できないので、朝晩2回は必ず行うようアドバイスしています。就寝中は血行が悪く血圧も下がっているので、関節が硬くなって動きづらくなっています。朝はテニスボール・ストレッチで刺激して、動きやすくすることが必要です。そして、晩はテニスボール・ストレッチを行うことで、1日の生活で前かがみになった姿勢をリセットすることができます。

関節ウォーキングもお勧め

座りっ放し、立ちっ放しなど、同じ姿勢でいると血流も悪くなり、腰椎への負担が増します。「さかいクリニックグループ」では、1日10分歩くことを推奨しています。歩けば仙腸関節も緩み、連携して体中の関節も動き出すのです。

また、外を歩くことはストレスの解消にもなります。仕事や家庭環境などのストレスが、腰痛を悪化させている場合もあります。腰痛が長引くことで、不安や焦燥を抱いてしまいがちです。外を歩けば、家に閉じこもっているよりも気分転換になり、痛みの改善につながっていきます。

ただし、性格が真面目な方に「歩いてください」とアドバイスすると、1日1万歩も歩いてしまいがちです。大切なのは歩く距離ではありません。仙腸関節に刺激を与え、関節が緩んで可動域が広がることで、筋肉も動き出して腰椎の負担が軽くなるという好循環を目指しているので、歩くのは1日10分で良いのです。仙腸関節に刺激を与えるため、腰をひねりながらのウォーキングが理想的です。詳しくは155～158ページに書いてあるので、ぜひ、日常生活に取り入れて習慣にしていただければと思います。

枕なしで寝る

腰痛がひどい場合は横向きで丸まって寝るとラクになりますが、痛みが引いた後も横向きで寝ていると、腰が丸まってしまいお勧めできません。仰向けに寝るのが基本です。

「さかいクリニックグループ」では、枕なしで寝ることを推奨しています。

高さのある枕で寝ていると、首や肩の筋肉が緊張し、頭や首が前に出た状態で一晩を過ごすことになります。悪い姿勢で何時間も寝ていることになってしまいます。腰にも、首や肩にも良くありません。

まず、枕をはずして仰向けで寝てみて違和感がないようでしたら、そのまま毎日の習慣にしてください。

枕がないと不安で熟睡できないというような場合は、枕の高さを順次低くしていって慣れていただくのが良いでしょう。まず、それまで使っていた枕と同じ高さまで、折り畳んだタオルを積み重ねます。翌日に1枚抜いて、翌々日に1枚抜くというように徐々に慣れていけば、最終的に枕なしで寝られるようになるでしょう。

また、枕なしで寝ていて、寝返りをうって横向きになると、頭が傾いて首に負担がかかります。低い枕を頭の両脇に置いておくと、横向きになった時に頭を支えてくれるのでお勧めです。

枕なしで寝る

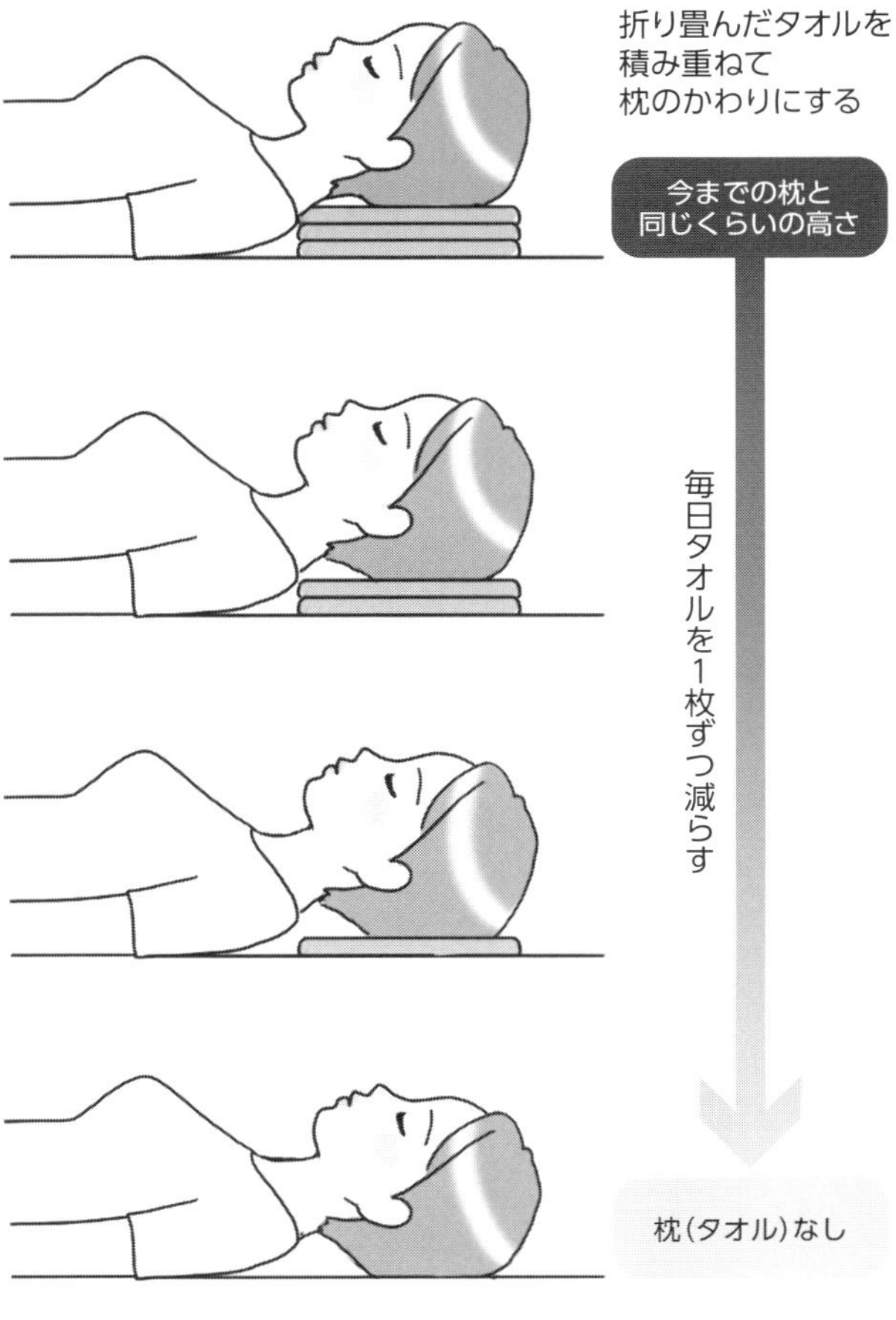
折り畳んだタオルを
積み重ねて
枕のかわりにする
今までの枕と
同じくらいの高さ
毎日タオルを1枚ずつ減らす
枕(タオル)なし

腰の不調を改善するセルフケア

さかいクリニックグループ・院長補佐　小杉賢司

セルフケア①　胸腰椎のテニスボール・ストレッチ

頭蓋骨から骨盤までつながっている脊椎（背骨）は、頸椎、胸椎、腰椎に分かれています。胸椎と腰椎の接点に刺激を与えることで、腰椎だけでなく胸椎にも影響が及び、腰への負担を軽減します。頸椎や仙腸関節へのテニスボール・ストレッチとセットで行ってください。

1 **肩甲骨と腰の中間の位置に、2個のテニスボールを左右の中央に当てる**
2 **そのまま床に仰向けに寝る**

胸腰椎のテニスボール・ストレッチ

① 硬式テニスボール2個を
テープで巻いてまとめ、
肩甲骨と腰の中間位置に当てる

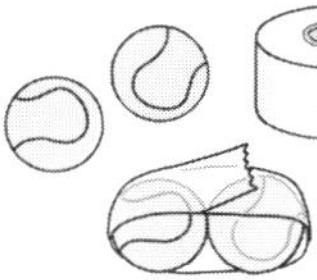

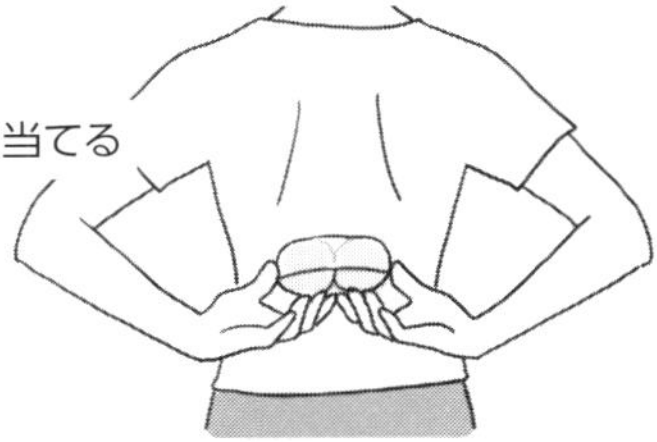

② そのまま硬い床に仰向けに寝る。リラックスして
テニスボールに体重を預け、1〜3 分間キープ

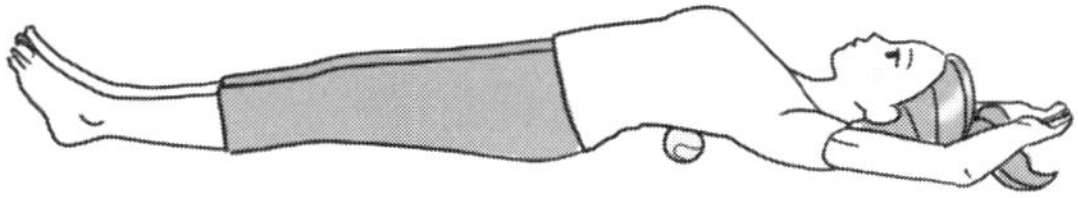

仙腸関節のテニスボール・ストレッチ

① 背骨の最下部にある尾骨に手を当て、
その上にテニスボールを当てる
※尾骨はお尻の割れ目の上の出っ張りです

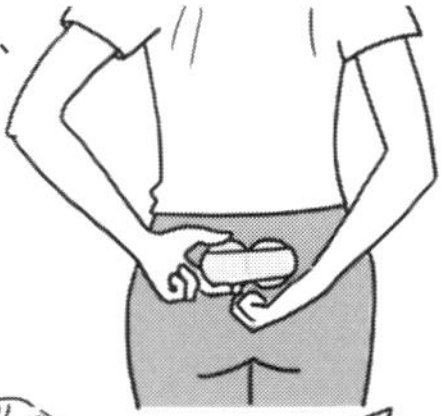

② ボールを当てたまま仰向けになる
※ボールが仙腸関節に当たり、
《痛気持ち良い》感覚があれば OK

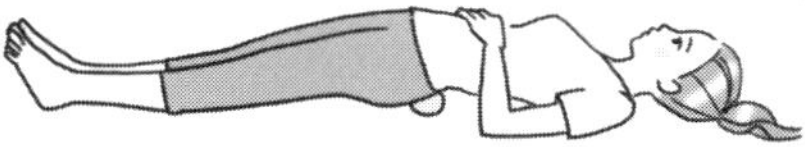

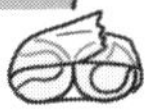

腰に痛みがある場合

膝を曲げた姿勢で行う

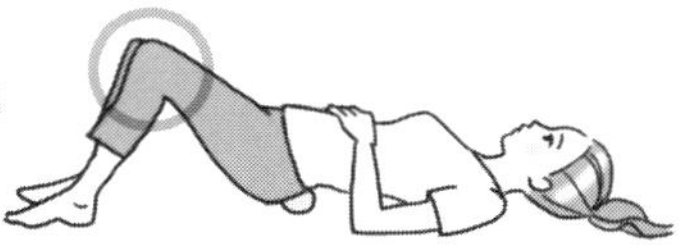

セルフケア②　オットセイ体操

前かがみの姿勢を正し、腰から背中の筋肉の緊張をほぐす効果があります。

1 床にうつ伏せになり、肘をつく
2 腕をゆっくりのばして、オットセイのように胸を張り、1〜3分キープする。おへそが床から離れるくらいが理想。上体が上がらない場合は、床に肘をつくだけでOK

セルフケア③　ネコ体操

腰椎の柔軟性を高めるための体操です。オットセイ体操は後ろへの柔軟性を高め、ネコ体操は前への柔軟性を高めるので、セットで行うと効果的です。

1 床に正座して、両腕を前にのばしながら上半身を前に倒す

オットセイ体操

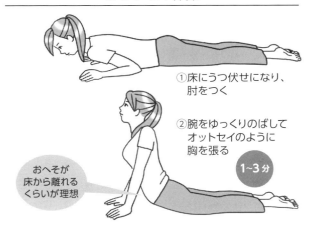

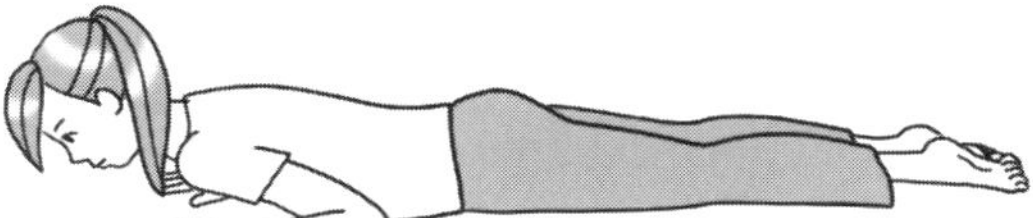

①床にうつ伏せになり、
肘をつく

②腕をゆっくりのばして
オットセイのように
胸を張る

ネコ体操

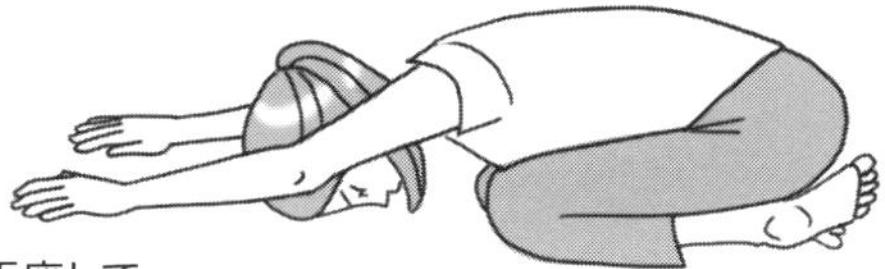

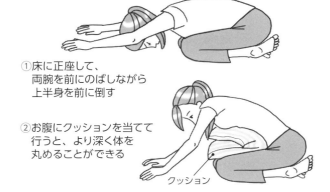

①床に正座して、
両腕を前にのばしながら
上半身を前に倒す

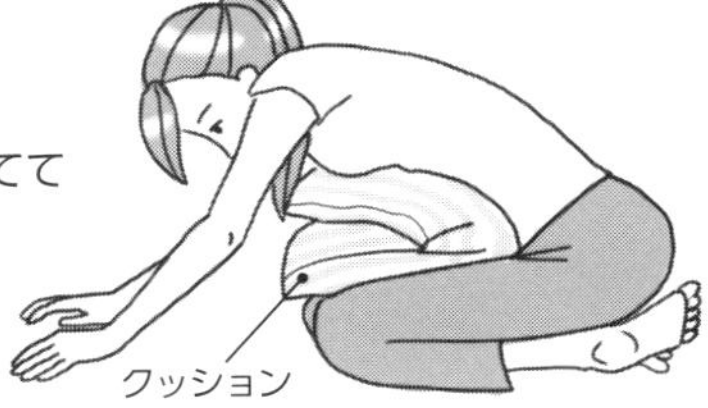

②お腹にクッションを当てて
行うと、より深く体を
丸めることができる

2 お腹にクッションや丸めたタオルを当てながら行うと、腰を丸めてのばす効果が得られる

> 腰痛が関節包内矯正とセルフケアで治りました！

● 診療までの待ち時間もソファに横になるほどの腰痛が改善

介護の仕事をしている30代の女性ですが、椎間板ヘルニアの予備軍のような症状で、診療までの待ち時間も痛みでソファに座っていられなくて横になっておられました。介護の仕事柄、椎間板にダメージが蓄積され、腰の筋肉の緊張も強くなっていました。

関節包内矯正で仙腸関節を緩ませたところ、関節が緩むことで周囲の筋肉も動き出しました。腰痛が少しラクになったところで、歩くなど体を動かしていただくこ

とで、血流も良くなって、徐々に腰痛も改善。何回かの施術後、待ち時間にソファに座っていられるようになったのです。

近くの駐車場からも休み休み来たのに、施術後には歩いて帰りました

脊柱管狭窄症の50代女性は、長く歩くことができず、徒歩5分の駐車場から来るのにも、途中で休みながらでないとたどり着けない具合でした。初回は関節包内矯正などの施術をしたのですが、帰る時には休まずに駐車場まで歩いて帰れたと、その次の診療時に聞きました。

脊柱管狭窄症も悪い姿勢など生活習慣の積み重ねによって起きますので、施術をしたからといって一発で治るというわけではありません。しかし、施術だけでも痛みはかなり改善することも多く、歩けるようになります。歩けるようになれば、仙腸関節や腰回りの筋肉も動き出し、徐々に良い姿勢も取れるようになっていくのです。良い姿勢を日常的に続ければ、再発も少なくなります。

●圧迫骨折して歩きづらかったのが、歩きやすくなりました

病院で圧迫骨折と診断され、治療を受けましたが良くならないということで来院された70代の女性。

椎体がつぶれているので骨折自体が良くなるわけではありませんが、骨折した周囲の筋肉がつられて収縮して硬くなり、そのままにしておくと背中が丸くなっていきます。背中の筋肉が硬くなって姿勢を維持できなくなってしまい、歩けなくなってしまう可能性があるのです。最終的には寝たきりになる場合もあります。

そこで、関節包内矯正で関節を刺激して動きやすくすると筋肉が動き出し、背をのばしやすくなります。背筋がのびることで姿勢が安定し、歩きやすくなるのです。意識して背をのばしてもらうように説明し、実行していただいたところ、「背中がのびるようになり、歩きやすくなった」と喜んでもらえました。

このように、正しい姿勢を意識して、歩くようにすることはとても重要です。

PART

4

膝痛は、驚くほど簡単に良くなる

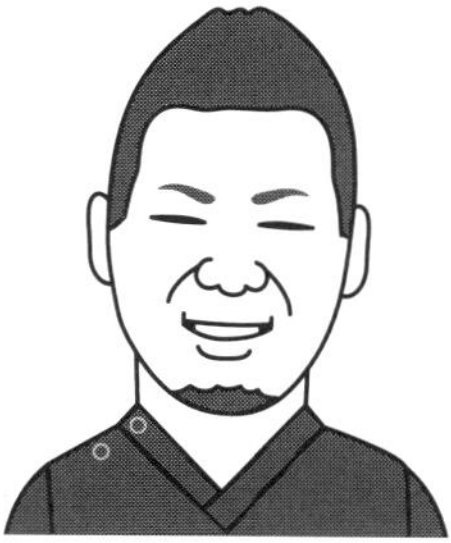

さかいクリニックグループ・統括部長
堀込信顕

酒井慎太郎先生から ひと言プロフィール

「来院された方に優しく接して信頼を得ているほか、若手スタッフからも慕われるリーダー的存在」

「堀込先生は小学校から野球をやっていて、高校時代にはキャプテンだったそうです。高3の時に肩を壊し、整骨院でケアをしてもらい野球を続けられたことから、施術家への道を志したとか。『さかいクリニックグループ』には、開業してしばらくしてから入ってきました。優しい性格で、来院される方や若手スタッフからも慕われています。

自身の経験から《痛みの取れる治療家》を目指し、施術に精力的に携わるのはもちろん、私が千葉ロッテマリーンズのオフィシャルメディカルアドバイザーをしているので、その助手としても活躍しています」

膝痛を放っておくと寝たきりに！

膝の痛みは40～50代から出始めることが多く、「階段を上ったり下りたりすると膝が痛む」「イスから立ち上がった時に膝が痛くなる」「膝が痛くて正座ができなくなった」「歩き始めの一歩がつらい」といった症状が出てきます。

膝痛は女性のほうが多く、来院される方の男女比は7対3くらいです。女性の関節は柔らかいのですが、その分不安定になりやすく、悪いクセがつきやすいことが原因の一つです。また、男性は我慢して病院に行きたがらず、女性のほうが病院に行くことにためらいがないという背景もあります。

厚生労働省から発表されたデータでは、膝痛に悩まされている人は全国で１８００万人いると推計されています。65歳以上では３人に１人が膝痛に悩まされているとか。

膝痛で命を落とすことはありませんが、痛みが続けば歩くのが徐々につらくなり、やがて歩けなくなり、寝たきり状態になる可能性が高くなります。老後のＱＯＬ（生活の質）を考えれば、膝痛を改善するのか、そのままなのかでは大きな差が出てきてしまうのです。

膝痛は高齢者特有の現象のようなイメージがありますが、加齢よりも日常生活の影響のほうが大きいと言えます。幸いなことに、膝関節は体の関節の中でもコントロールしやすい関節であり、治療の即効性も高い場所です。「膝をのばす」というセルフケアで痛みを解消することが可能です。日常生活で「膝をのばす」ことを意識するだけでも、痛みの軽減につながると思います。

首→腰→膝の順番で痛みが出る「関連痛」

「膝が痛い」と言って来院される方で、膝だけが痛い人はほとんどいません。

実は、悪い姿勢によって首→腰→膝の順番で痛みが出てくる人が多いのです。

現代はスマホやパソコンに触れる時間が長く、うつむき姿勢になりがちです。首が前傾する姿勢を取り続けていると、ストレートネックと呼ばれる状態になり（24ページ参照）、首痛や肩コリが発生します。そして、バランスを取るために本来ならS字カーブを描いている背骨がC字形の猫背となり、背骨を支える腰椎に負担がかかって腰が後傾し、腰痛が出てきます。首が前に出て、背中が丸くなり、腰が後傾すれば、重心をずらして安定させるために、膝が曲ってきます。2本足で立つためには必然的なことなのです。つまり、首痛→腰痛→膝痛という順番で痛みが連鎖していくのです。

膝はただでさえ全身の重みを受け止めているのですが、曲がっていることで余計な負担がかかってきて、痛みが生じてくるのです。

膝痛と姿勢の悪さの関係を理解していただくために、3D姿勢分析装置で写真を撮り（114ページ参照）、自分の姿勢を認識していただくことから始めます。客観的に自分の体を見る機会はあまりないので、皆さん「これ、私ですか？」と驚かれます。

膝痛を解消するには、膝だけをケアしてもあまり意味がありません。全身の姿勢を意識すること、腰や首のセルフケアも行うことが大事になってきます。

どんどん症状が進行する変形性膝関節症

膝痛で一番多いのが「変形性膝関節症」です。変形性膝関節症は放置しておくと症状がどんどん進行してしまうのが特徴です。

1　悪い姿勢、運動不足、加齢などによって太ももの内側の筋肉が衰える

2　軟骨や半月板がすり減って膝関節のクッション機能が衰える

3　すり減った軟骨や半月板の微細なかけらが関節包に炎症を起こし、水が溜まって腫れる

4　軟骨や半月板がほぼなくなり、骨と骨が直接ぶつかる

変形性膝関節症

正常な状態

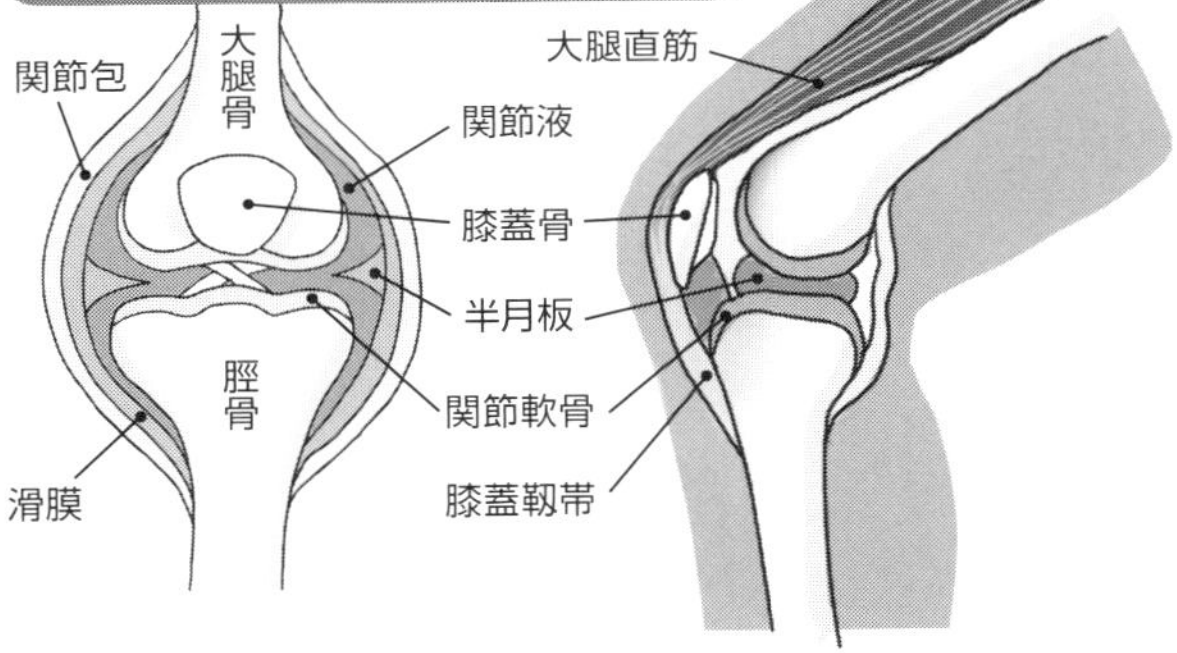

変形性膝関節症

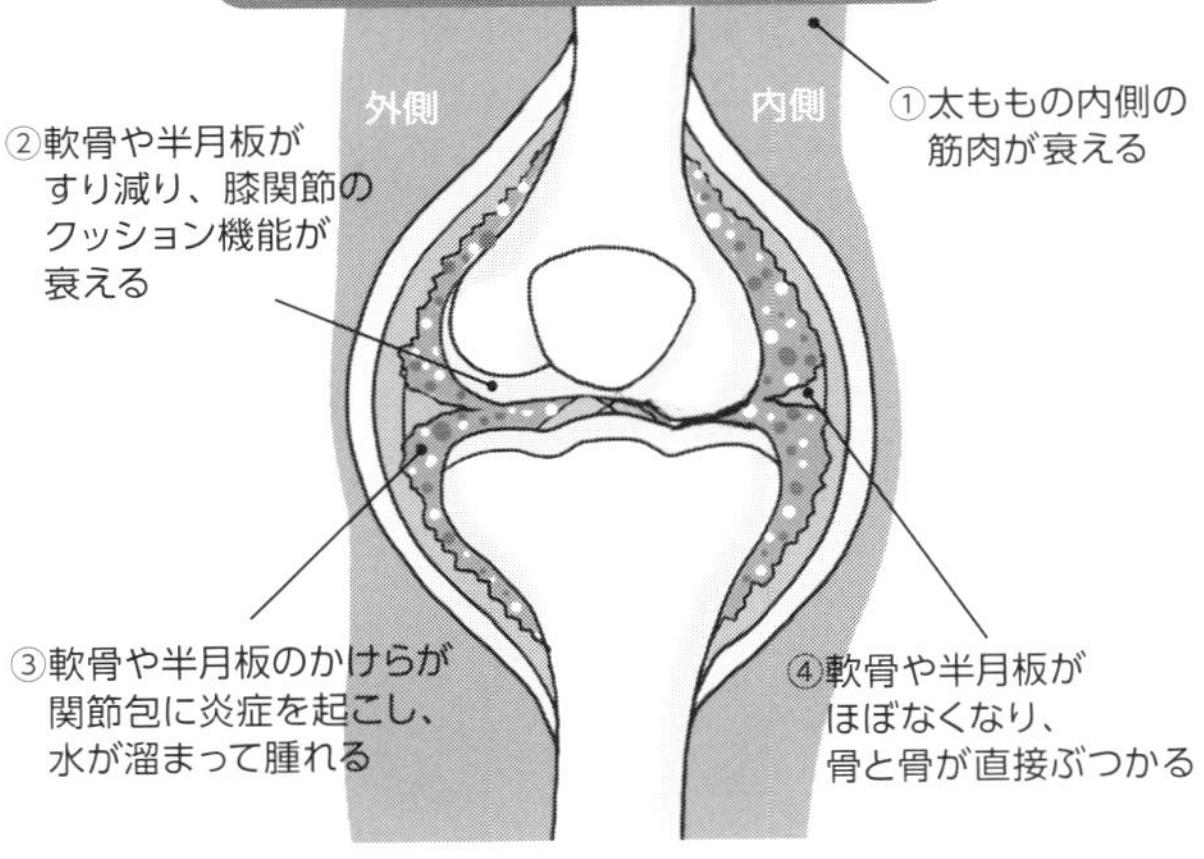

5　骨の一部が変形する

変形性膝関節症は大腿脛骨関節の異常によって発生します。何も対処しなければ悪化する一方なので、早めにケアすることが必要です。

膝関節の周辺

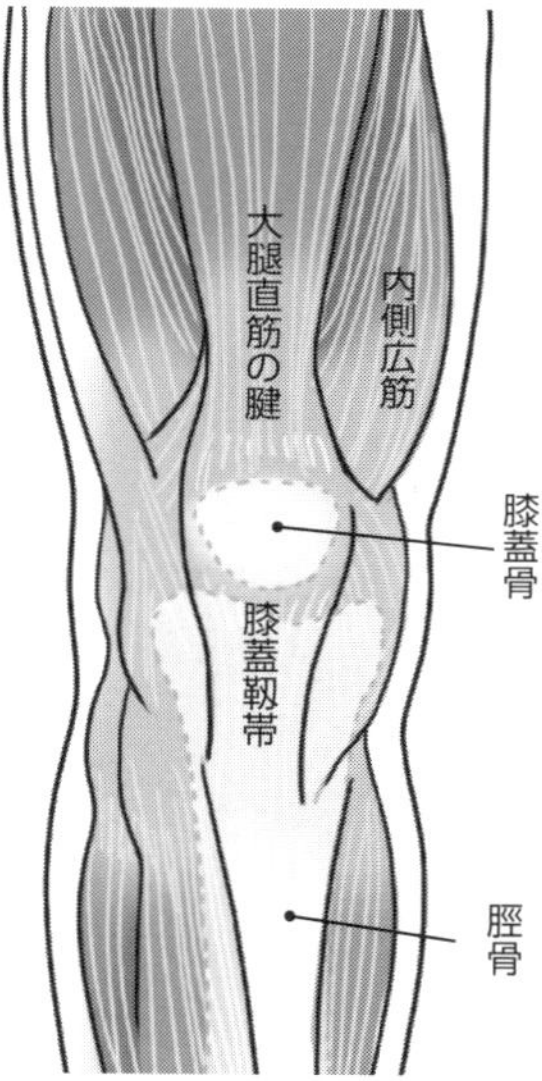

膝関節の周囲の筋肉や靭帯などの炎症による膝痛も

膝関節の周囲にある大腿直筋の腱（筋肉と骨をつなぐ組織）や、膝蓋骨（お皿の骨）と脛骨（脛の骨）をつなぐ靭帯（骨と骨をつなぐ組織）などが、使い過ぎなどによって炎症を起こします。

中高年だけでなく、若い年代でスポーツをやっている人にも多く見られます。

ジャンプ競技の選手に多い半月板損傷

膝関節は靭帯や半月板がクッションの役割を果たしています。半月板は、腿の骨と脛の骨の間にある軟骨組織です（137ページ参照）。

筋肉が衰えて悪い姿勢を続けていると、半月板のクッション機能が低下します。

膝関節は本来130度曲がるのですが、クッションにかかる負担が大きくなり、膝の曲げのばしがしづらくなると、同じ場所にストレスがかかってきて、半月板が損傷してくるのです。

半月板は消耗品で再生はしません。ですから、バレーボールやバスケットなどジャンプを繰り返す競技の選手には半月板損傷が多く見られます。また、サッカーのように急な方向転換をするスポーツも、ひねりの動きが加わるため半月板に大きな負荷をかけるので半月板損傷が起こりやすいです。

運動不足やO脚も膝痛の原因に！

太ももの内側の筋肉（内側広筋）は、あまり使われない筋肉で運動不足の生活をしていると、徐々に衰えていきます。触ってみるとプニャプニャしています。すると、外側の筋肉のほうが強いので、外側の筋肉に内側の筋肉が引っ張られてO脚に。

O脚は、膝の内側の関節のスペースが狭くなるほか、内側の半月板に負荷がかか

脚の変形

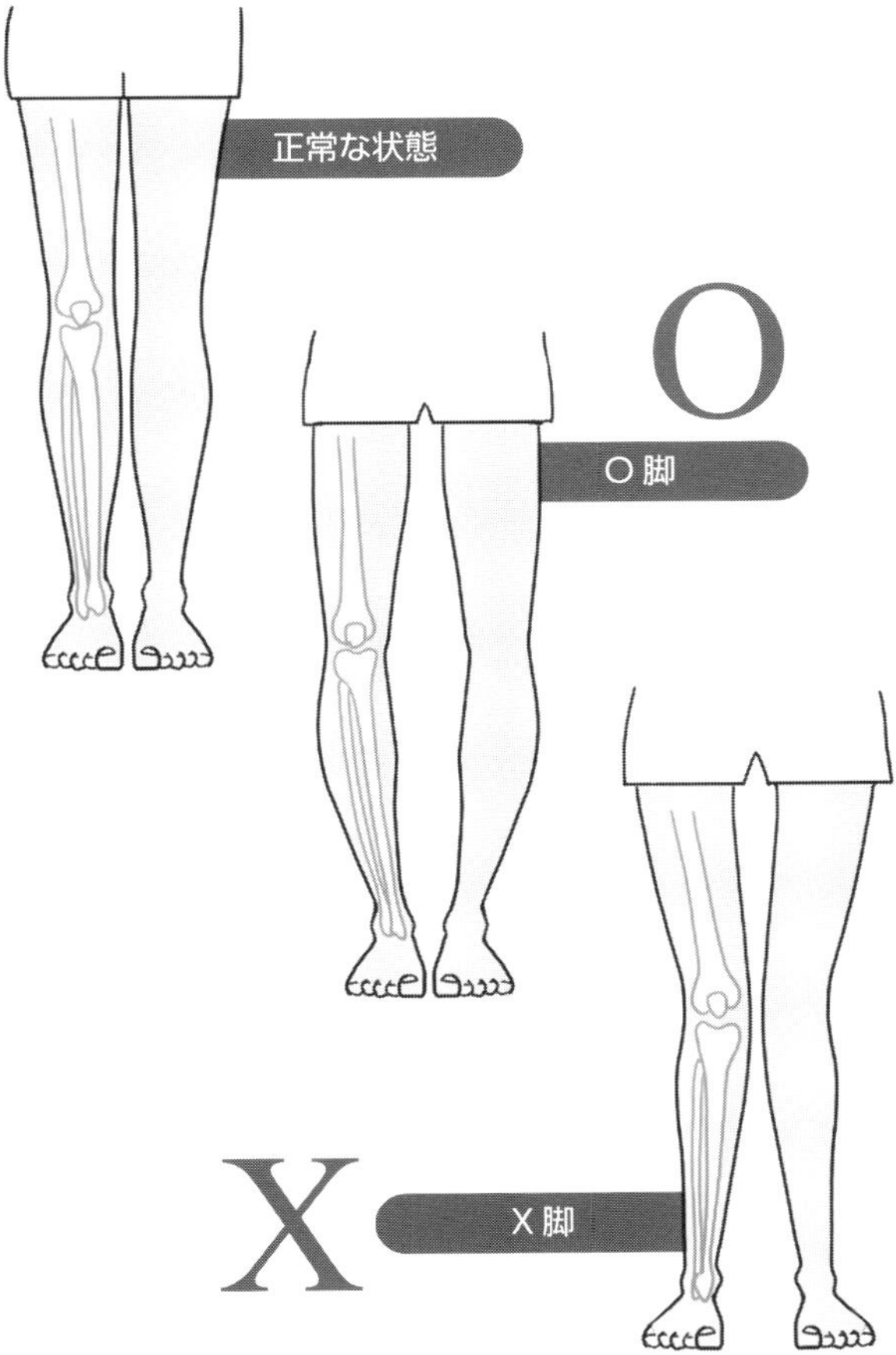

るというマイナス面があります。消耗品である半月板が摩耗しやすくなるのです。

デスクワークなど長時間座る姿勢でいると、膝を曲げた状態が続いてしまい、関節が硬くなっていき、可動域が狭くなります。また、膝が曲ると膝蓋骨（153ページ参照）が外向きになって○脚になりやすくなります。
○脚は日本人に多いのですが、欧米人に多いX脚は関節の外側が狭くなり、負荷がかかっています。まっすぐな脚が膝には好ましいのです。

成長期に出る膝痛、オスグッド病

小中学生など成長期の膝痛としてオスグッド病があります。

膝の曲げのばしで、膝のお皿と脛の骨をつなぐ膝蓋靭帯が繰り返し引っ張られているうち、脛の骨と靭帯の接着部分が炎症を起こし、最後は剥がれて浮き上がり、脛の骨が前に出てきてしまいます。

サッカーやバスケット、バレーボール、野球などのスポーツをする学生に多く見られます。成長痛の一種ですが、走る時も歩く時も痛みが出て、階段を上る時も痛いです。膝蓋靭帯に柔軟性をつけ、筋肉を動かす滑車の役割をするお皿（膝蓋骨）の動きを良くするストレッチなどで予防・改善することができます。太もものばしストレッチ（151ページ）やお皿回し体操（153ページ）などがお勧めです。

肥満と膝痛の関係は……

膝の関節は体重を支える荷重関節の一つですが、首や腰など他の荷重関節よりも体重がかかってきます。歩く時には体重の3倍の重さがかかると言われています。体重50kgの人なら、150kgもの負荷がかかっていることになり、階段の上り下り、ランニング、跳ぶとなると最高で8倍の重さがかかることに……。

当然、肥満の人は膝により大きな負担がかかります。さらに、肥満で膝痛が出ている人は、痛みがあるため歩けなくなっていて、ますます消費カロリーが減って痩せられないという悪循環に陥っています。

まず痛みを緩和するセルフケアを行ってもらい、痛みが軽減されれば歩けるようになるので、自然に体重も落ちていくケースが多いです。

日常生活で座りっ放しに注意する！

現代ではデスクワークに限らず、車の運転、食事など膝を曲げて座っている時間が長くなっています。

膝を曲げ続けていると筋肉が硬直してきますし、血行も悪くなります。30分か1時間に1回程度は立ち上がって、膝をのばすように心掛けましょう。テレビを見ている時ならCMごとに立ってみてください。車の運転も一回停めて一瞬立つだけでも違います。

まずは、日常生活で膝をのばすことを意識してください。痛みがあるとのばさなくなってしまいがちですが、のばさないと周りの筋肉が緊張してしまい悪循環に陥ります。しっかりのばして、しっかり曲げられる状態を日ごろからキープしておくことが大切です。

セルフケアを続けることが大事

以下に紹介するセルフケアは、最初は痛みでやりづらいかもしれません。しかし、やれる範囲で続けていると、徐々に膝の曲げのばしができるようになります。そうすると、周囲の筋肉も動き出して、しっかり関節をサポートして安定し、痛みが軽減していきます。

セルフケアを継続すれば、体は必ず反応します。体は嘘をつきません。本人は自覚していなくても、家族など周囲の人から「姿勢が良くなった」と言われて、気付

膝の不調を改善するセルフケア

セルフケア① 入浴中の膝の曲げのばし体操

く場合も多いようです。90度しか膝が曲らなかったのが、セルフケアを続けていくうちにどんどん曲がるようになっていきました。また、家族の付き添いがないとどこにも行けなかった人が、セルフケアを続けて歩けるようになりました。ぜひ、あきらめずにセルフケアを続けていただきたいと思います。

お風呂に入って体が温まると、膝関節も柔らかくなるので、可動域を広げることができます。痛みがあるからと何もしないでいると、可動域がどんどん狭まってしまいます。普段よりラクに動かせる入浴中に少しずつでも曲げのばしをして、可動域を広げていきましょう。

入浴中の膝の曲げのばし体操

①両脚をまっすぐにのばし、
手のひらを膝に乗せて脚を押さえる

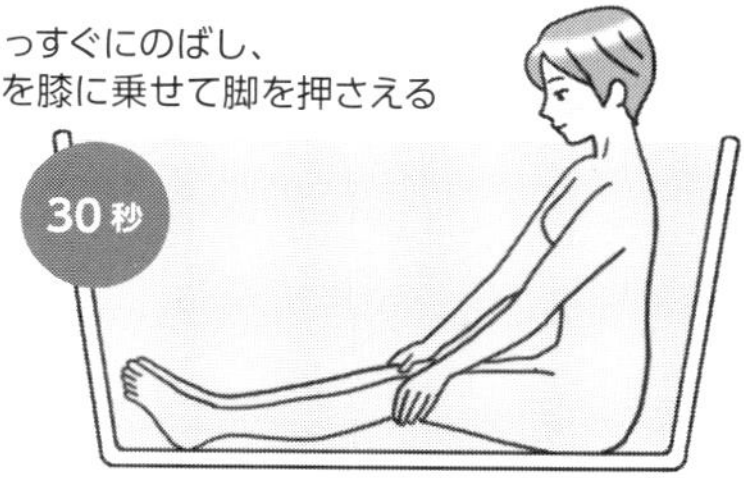
30秒

②両手で膝を抱えて胸元に引き付け、
かかとがお尻につくくらいまで
膝を曲げる

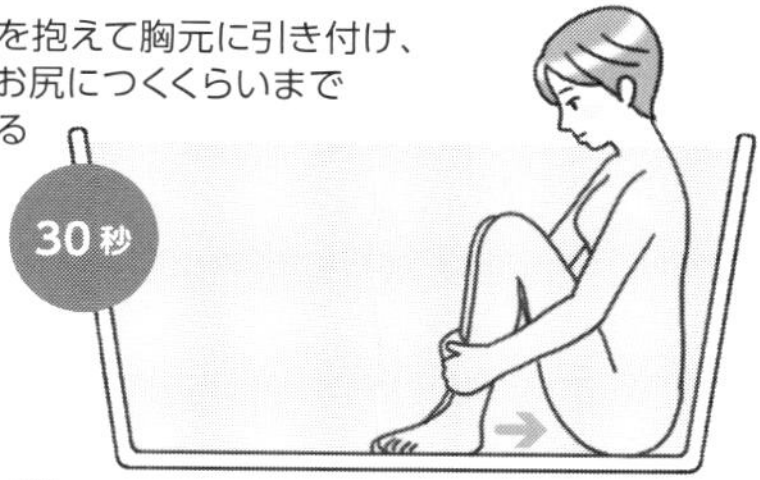
30秒

③立ち上がって片膝をのばし、
同じ側の手のひらを膝に乗せる

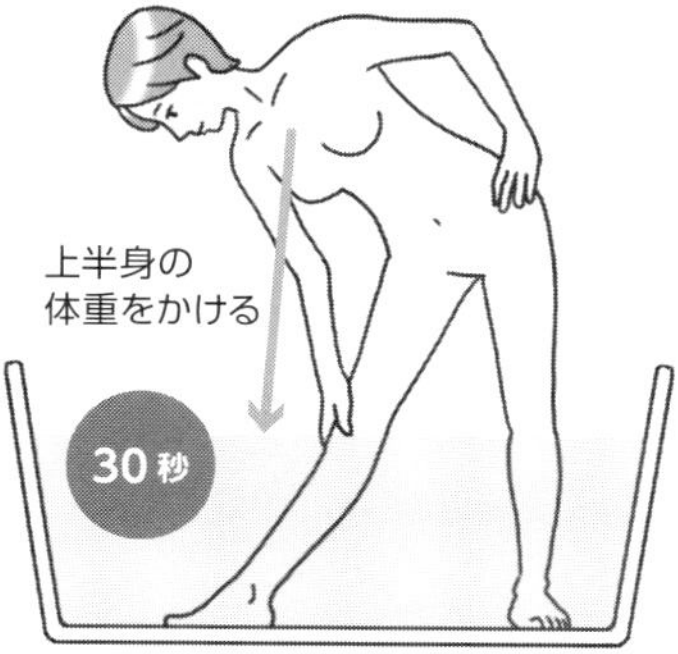
上半身の
体重をかける
30秒

④浮力を利用し
浴槽内で正座する

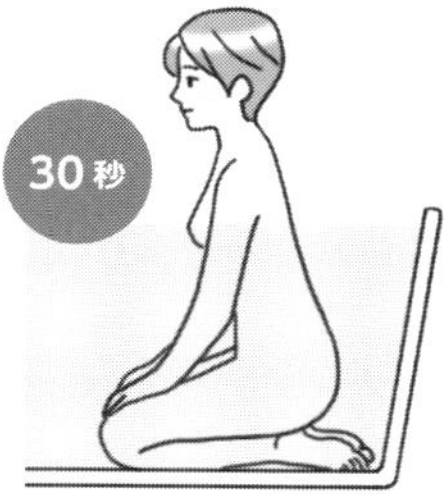
30秒

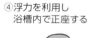

1 両脚をまっすぐにのばし、手のひらを膝の上に乗せて脚を押さえて30秒キープ
2 両手で膝を抱え、太ももを胸元に引き付け、かかとがお尻につくくらいまで膝を曲げ、30秒キープ
3 浴槽で立ち上がり、片脚の膝をのばし、同じ側の手のひらを膝の上に乗せ、上半身の体重をかけ、30秒キープ。反対側の脚も同様のストレッチを行う。足を滑らさないように注意してください
4 正座がつらい人や浴槽で脚をのばせない場合は、浴槽内で30秒正座する

セルフケア② 膝のテニスボール・ストレッチ

膝の関節内のスペースを広げる目的のストレッチです。関節を包んでいる関節包という袋には関節液が入っています。悪い姿勢などで関節包内のスペースが狭くなっていると、軟骨などが近づき、滑りが悪い状態になり、そのまま曲げると関節包

膝のテニスボール・ストレッチ

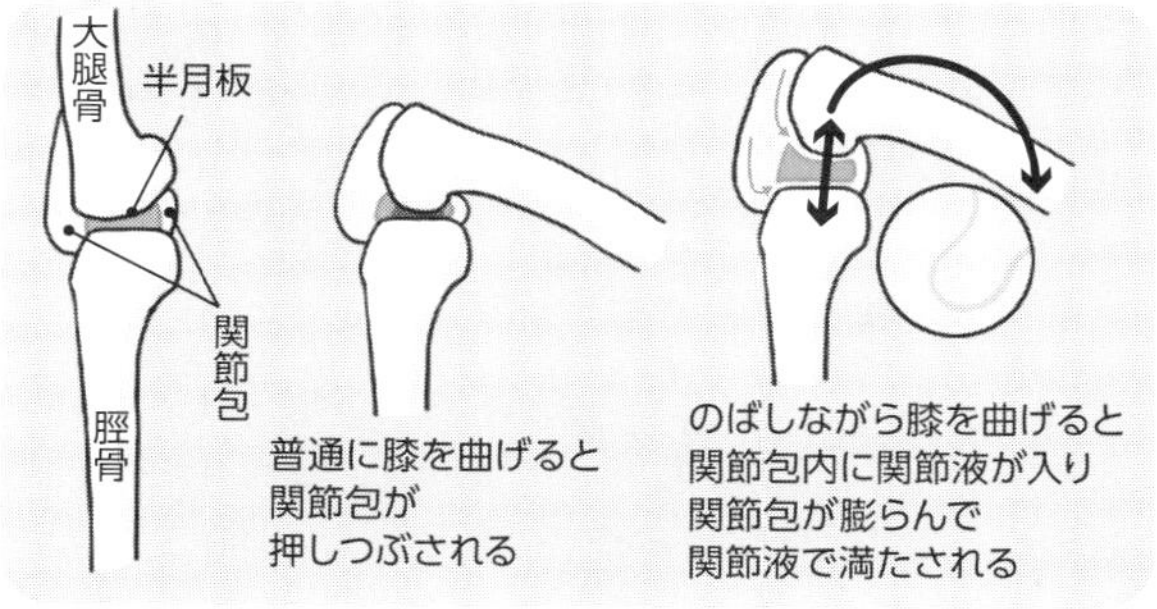

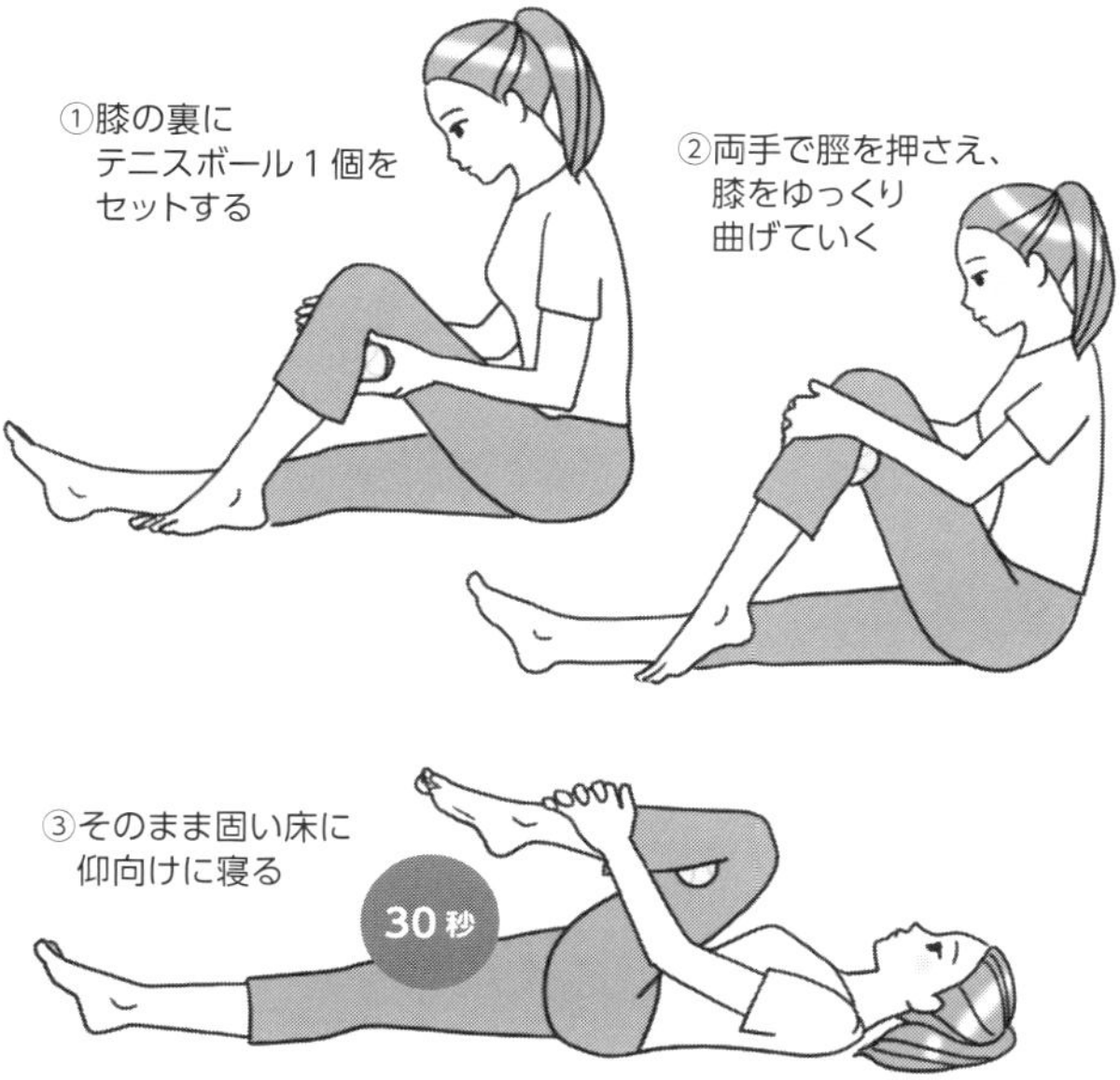

は押しつぶされてしまいます。

そこで、テニスボールを膝に挟むことで膝をのばしながら曲げると、関節包内に関節液が満たされ、滑りが良くなるのです。

膝痛があれば最初は曲げづらいですが、やれる範囲で行っていくと徐々に曲がるようになり、周囲の筋肉も動くようになって膝関節をサポートし、痛みが軽減していきます。

1　片脚の膝の裏に硬式テニスボール1個をセットする

2　両手で脛を押さえ、膝をゆっくりと曲げていく

3　そのまま固い床に仰向けに寝て、30秒キープ

4　反対側の脚も行う

セルフケア③　クッション挟み体操

普段は使わないので衰えがちの太ももの内側＝内側広筋を鍛える体操です。Ｏ脚予防にもなります。

クッション挟み体操

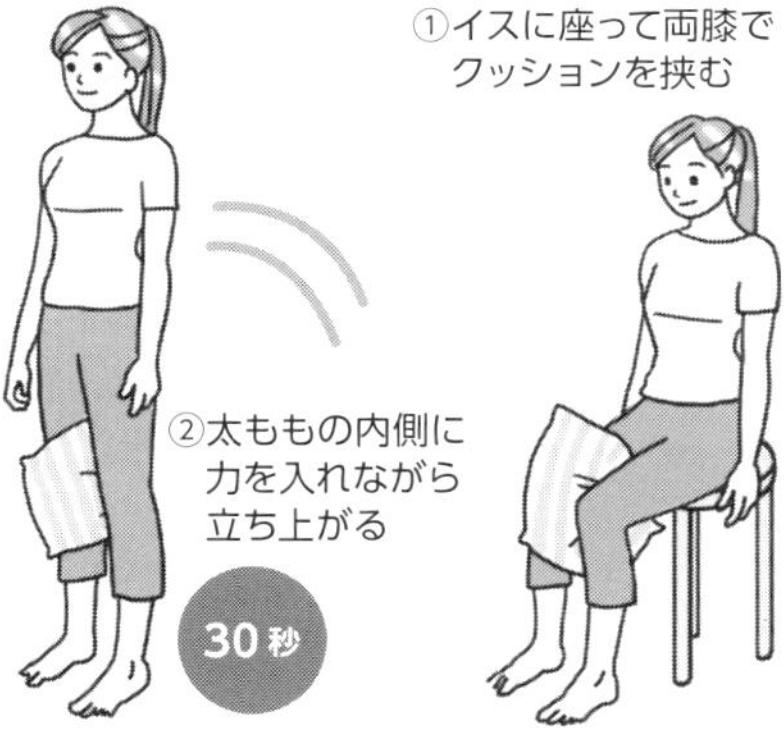

太もものばしストレッチ

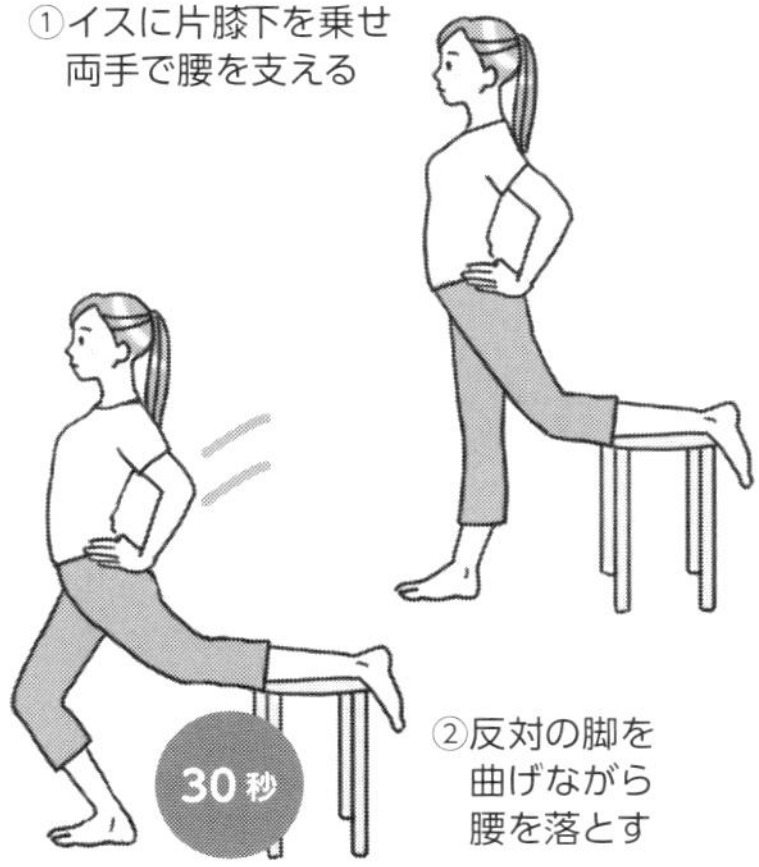
②反対の脚を曲げながら腰を落とす
30秒

1 イスに座り、両脚の膝の内側部分でクッションを挟み込む
2 クッションを落とさないよう、太ももの内側に力を入れながら立ち上がり、そのまま30秒キープ

セルフケア④　太もものばしストレッチ

座りっ放しの生活だと膝は曲げたままで、太もも（大腿四頭筋）は収縮して硬くなっています。太ももを気持ちよくのばし、股関節や仙腸関節までのばすストレッチです。後傾している腰を立てる効果もあります。

1 片脚の膝下をイスの上に乗せ、両手で腰を支える。ふらつきそうなら壁に手を当てて転倒しないように注意する
2 イスに乗せた脚はそのままで、反対側の脚を曲げながら腰を落として30秒キープ。反対側の脚も同様に行う

膝のお皿回し体操

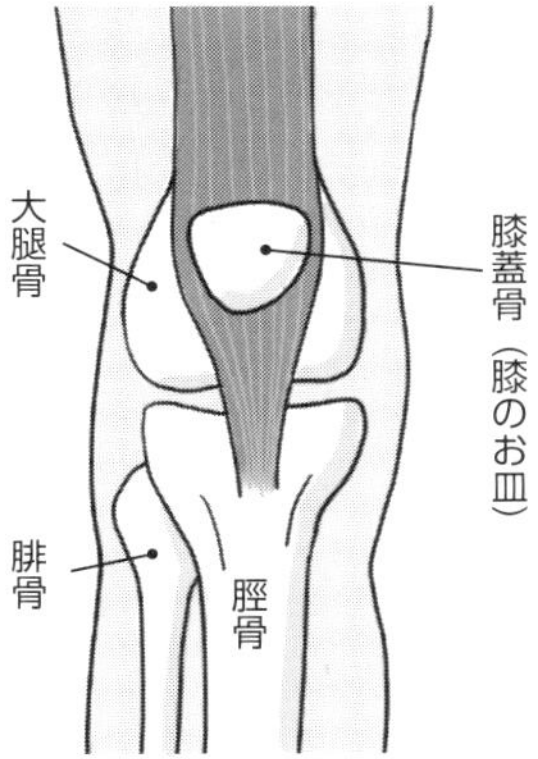

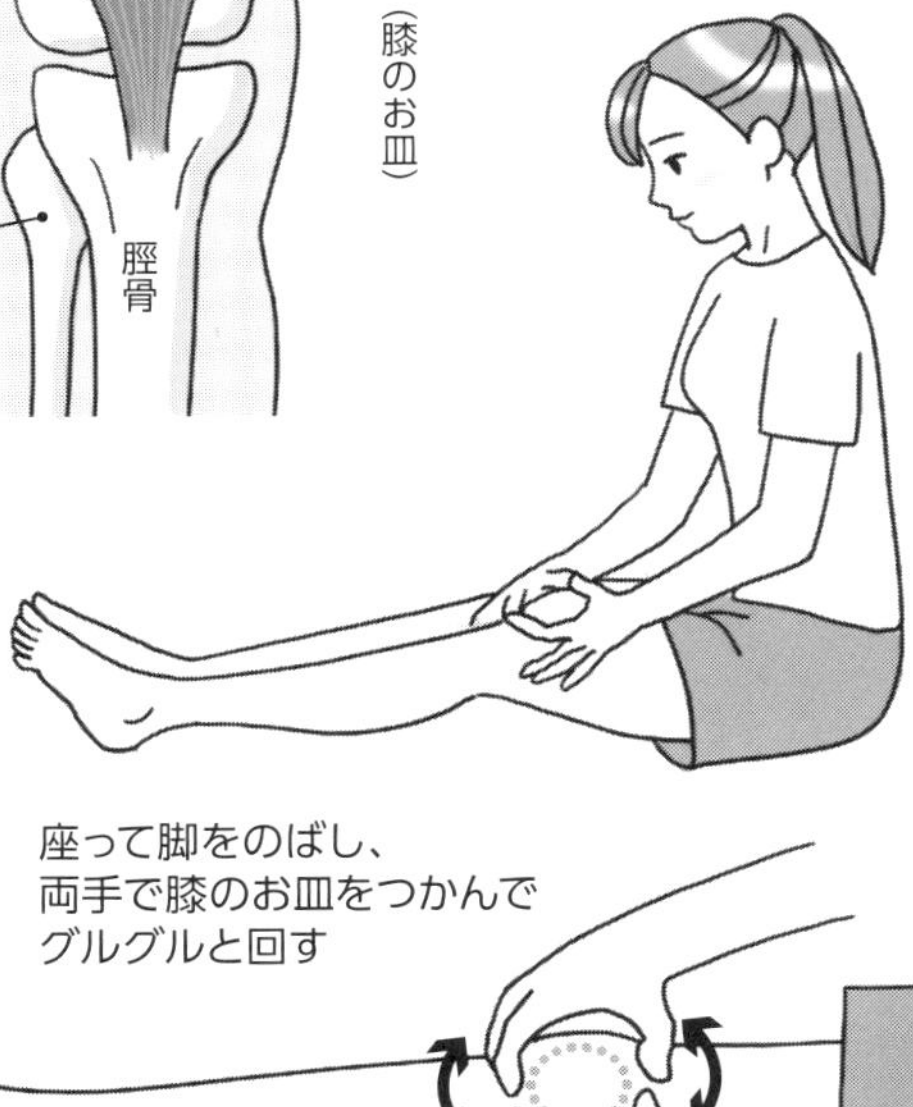

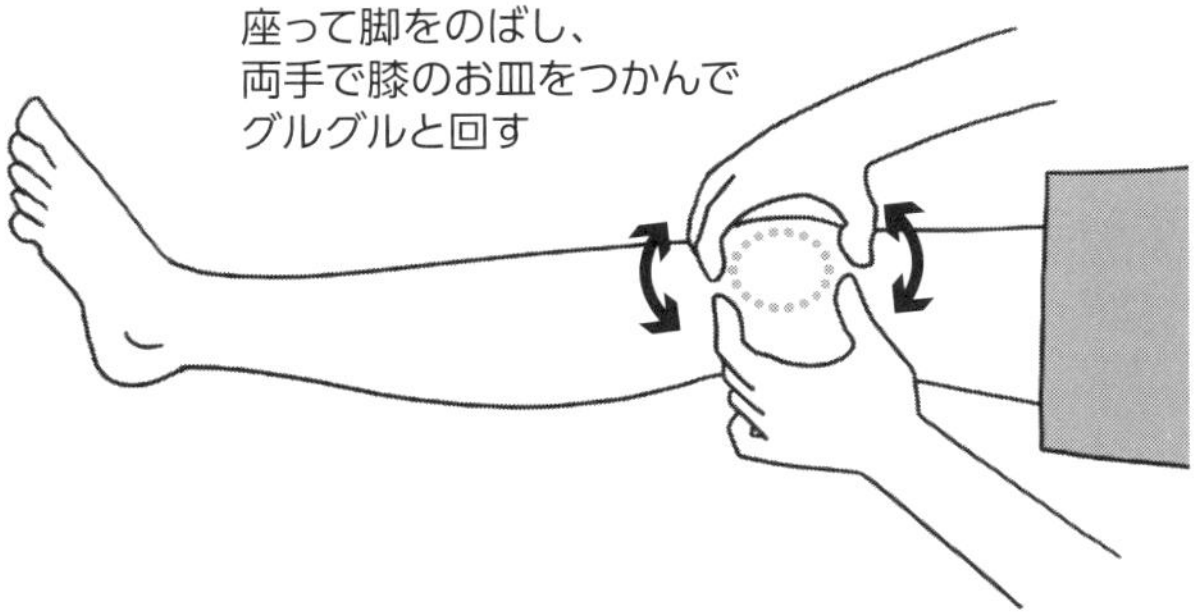

座って脚をのばし、
両手で膝のお皿をつかんで
グルグルと回す

セルフケア⑤　膝のお皿回し体操

膝のお皿の上には大腿直筋の腱が乗っていて、脛の骨をつなぐ靭帯へと変化していきます。お皿が筋肉を動かす滑車の役割を果たしているので、滑車がしっかり動くことが大事です。

膝を曲げている時、お皿は筋肉によって押さえられています。したがって、脚をのばした状態の時に動くので、脚をのばして自分でお皿を動かすことで可動域を広げます。また、お皿を動かすことで関節包内の関節液の循環が良くなり、スムースに動くようになります。

1　座って脚をのばし、両手で膝のお皿をつかんでグルグルと回す

2　反対の脚も同様に行う

膝のセルフケアだけでなく関節ウォーキングも！

前述したように、膝痛は悪い姿勢によって首→腰→膝へと痛みが波及していくケースが多いので、膝のセルフケアだけを行っても痛みが改善しません。膝のテニスボール・ストレッチ（149ページ参照）だけでなく、腰のテニスボール・ストレッチ（51ページ参照）も併せて行うようにしてください。腰の仙腸関節が動くことで全身の関節が動き出し、正しい姿勢が取りやすくなります。

そして、ぜひ実行していただきたいセルフケアが関節ウォーキングです。「さかいクリニックグループ」では、正しい姿勢で関節の動きを良くする歩き方を関節ウォーキングと呼んでいます。

膝痛は、悪い姿勢や座りっ放しなど膝を曲げ続けていることなどから生じてきます。また、車社会の現代は、日常生活で歩くことが少なくなっています。そして、歩かないことが膝関節やその周囲を固まりやすくしています。

したがって、正しい姿勢を取り、膝をのばして歩くことが膝痛の改善や予防になるのです。たくさん歩くことはありません。1日10分でいいので、正しい姿勢と膝をのばすことを意識して歩くことが大事なのです。

正しい姿勢での歩き方のポイントは、次の5つです。

1　アゴを引き、まっすぐ前を見る

2　胸を張って両肩を開く

3　腰を後傾させずに立てる

4　膝をまっすぐのばす

5　体重の7割を後ろにかける

4の「膝をまっすぐのばす」ことが大事ですが、前脚で蹴り出すので、後脚の膝をまっすぐにします。これは意識しないとできません。

また、5の「体重の7割を後ろにかける」ですが、歩く時に前傾姿勢になってしまっては、首が前に出て腰が後傾してしまい、悪い姿勢になってしまいます。頭は

関節ウォーキング

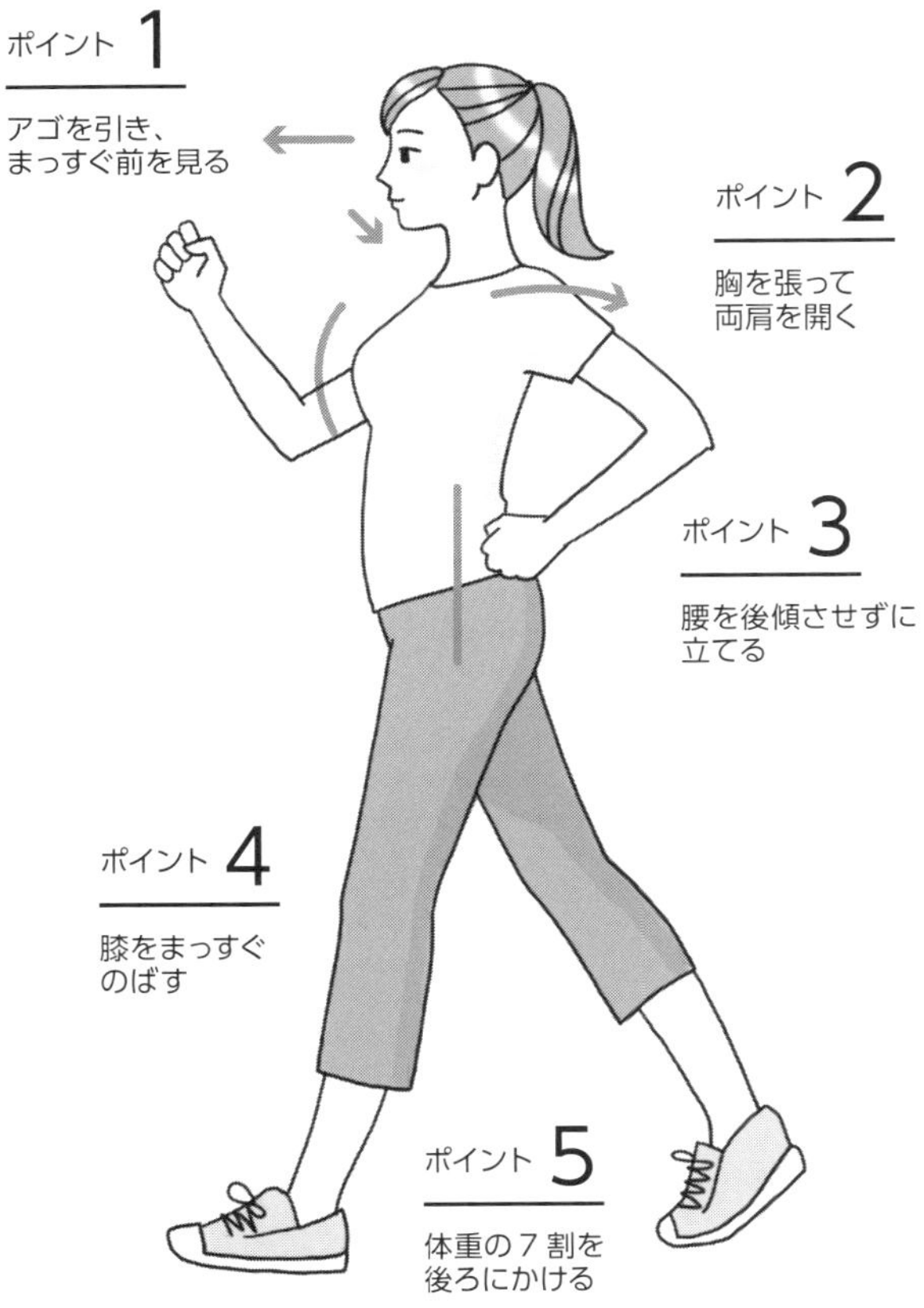
ポイント 1
アゴを引き、
まっすぐ前を見る
ポイント 2
胸を張って
両肩を開く
ポイント 3
腰を後傾させずに
立てる
ポイント 4
膝をまっすぐ
のばす
ポイント 5
体重の７割を
後ろにかける

体重の1割もあり、背骨の真上に載っていないと首に負荷がかかります。背骨は体の後ろ側にあるのですから、そっくり返るくらいのつもりでちょうどいいのです。

そして、より効果を上げるために、前後に大きく腕を振りながら、ウエストを左右にひねりながら歩いてみてください。腰の関節がよく動くようになり、全身の関節がなめらかに動き出します。

関節ウォーキングは姿勢に集中しながら歩かないと意味がないので、できるだけ平坦でまっすぐ、車の往来が少ない場所が理想です。近くに適当な道がない場合は、自転車などで広い公園まで行って、そこで10分だけ歩いてみましょう。膝に痛みがある場合、最初は5分から始め、徐々に時間をのばすと良いでしょう。早く歩く必要はありません。姿勢に気を付けて膝をのばすことに注意しましょう。

関節ウォーキングは膝だけでなく、首痛、肩痛、腰痛など、どの痛みにも効果があります。生活習慣にしていただければと思います。

膝痛が関節包内矯正とセルフケアで治りました！

歩くのがつらかったのに旅行にも行けるように！

整形外科で「変形性膝関節症」と診断され、立ち上がりや歩き出しに痛みが強く出て、正座もできなくなっていた60代の女性が来院されました。友人との旅行が楽しみだったそうですが、歩くのがつらくて迷惑をかけるので旅行を断念したとか。

常に膝が曲がっている状態で可動域が狭くなっていて、のばすことができなくなっていました。悪い姿勢を続けていると膝が曲がってくるので、良い姿勢を心掛けること。そして、入浴中の膝の曲げのばし体操（１４７ページ参照）やテニスボール・ストレッチなどセルフケアを行うようにアドバイスしました。

セルフケアを実践することで、徐々に痛みが軽減され、可動域が広がって膝をのばせるようになり、１カ月後には苦痛なく歩けるように。その後、旅行にも行けるようになったそうです。

◎セルフケアを続けて3カ月後にはゴルフができるように

ゴルフをした翌日に膝に痛みを感じた50代の営業職の男性。病院で「変形性膝関節症」と診断され、筋肉の炎症や半月板も傷めていたのに、仕事上の都合で無理に続けていたとのこと。膝痛のため歩くのも苦痛で、階段も一歩一歩下りるようになっていたそうです。

炎症で腫れていたので、まずゴルフを止めて安静にしてもらい、良い姿勢を心掛けるようアドバイス。そして、膝と腰のテニスボール・ストレッチや入浴中の膝の曲げのばし体操（147ページ参照）、オットセイ体操（127ページ参照）など腰へのアプローチも含めてセルフケアを実践してもらいました。

1カ月続けたところで痛みが減り、3カ月後にはゴルフを再開できるまでになりました。

終わりに

「さかいクリニックグループ」の４人のスタッフの本を最後までお読みいただき、ありがとうございました。

首痛や肩痛、腰痛、膝痛などさまざまな痛みの根本原因は、姿勢の悪さや日常動作であることが大半なので、本書がそのことに気付いていただくきっかけになれば、こんなに嬉しいことはありません。本書に載っているセルフケアは、今日から始められることばかりです。毎日続けていただければ、必ず効果が出ます。

痛みが出てスポーツを続けられない人、座ったり立ったりなど日常生活がつらい人、歩くのも大変で自由な行動ができない人など、痛みが改善すれば生活が一変します。人生80年の時代になり、１００歳まで生きる人も珍しくなくなっています。自立して生活できる健康寿命を延ばすためにも、若い時から正しい生活習慣を身に付けておくことが大事です。そして、正しい生活習慣を身に付けるのは、歳を取ってからでも遅くはありません。何歳からでも生活習慣は変えられます。そのために、本書を参考にしていただければと思います。

読者の皆様の健康を、４人のスタッフと共に心からお祈りし、終わりの言葉といたします。

２０１８年９月

さかいクリニックグループ・代表　酒井慎太郎

著者プロフィール

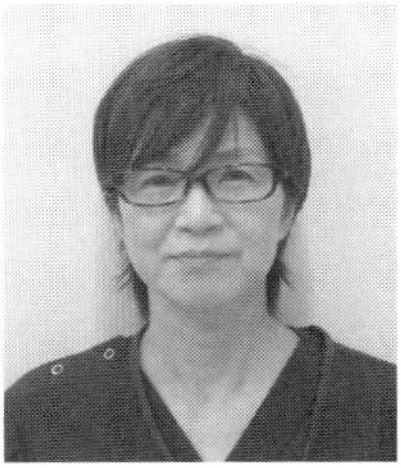

廣田加津子

さかいクリニックグループ・副院長。柔道整復師。酒井慎太郎氏が考案した関節包内矯正の伝承者でもあり、同氏との共著『自分で克服!脊柱管狭窄症』『1日1分からだを開くと姿勢はよくなる!』（宝島社）等や『中居正広の金曜日のスマイルたちへ』（TBSテレビ）『幸せを創る手の物語』（テレビ東京）等、著作・テレビ出演も多数。臨床歴16年以上

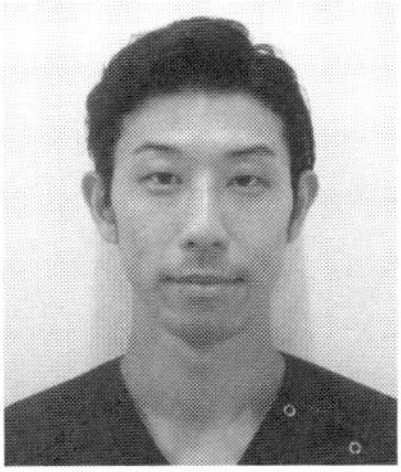

小山和希

さかいクリニックグループ・院長代理。長野県出身。高校卒業後、日本医学柔整鍼灸専門学校に進学。同校卒業後、3年間接骨院で働き、さかいクリニックグループへ。集中治療のさかいハイメディックソリューションやさかい関節医学研究所で活躍する。臨床歴14年以上。通販番組『ショップチャンネル』にも出演

著者プロフィール

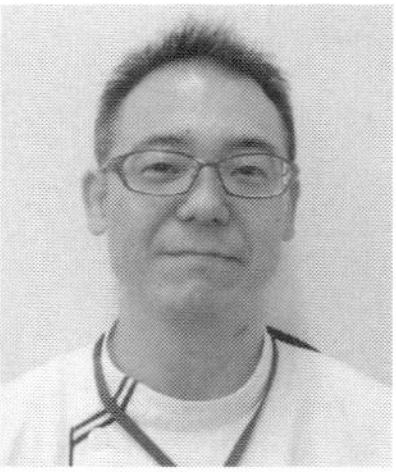

小杉賢司

さかいクリニックグループ・院長補佐。埼玉県出身。専修大学経営学部卒業。花田学園日本柔道整復専門学校卒業。酒井慎太郎氏の開業と同時に師事。最古参のスタッフであり、手技のレベルの高さには定評がある。酒井氏との共著に『からだの痛みがみるみる消える!酒井式お風呂体操』(ガイドワークス)。臨床歴18年以上

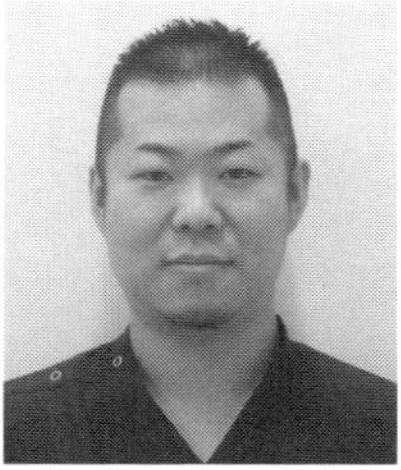

堀込信顕

さかいクリニックグループ・統括部長。東京都出身。高校卒業後スポーツトレーナーの資格を取得。その後、了徳寺学園を卒業し、柔道整復師の資格を取得。臨床歴17年以上。長年にわたって子どもの運動能力を研究。『Sシート〜スペシャリストの素顔〜』(千葉テレビ)にも出演

監修者プロフィール

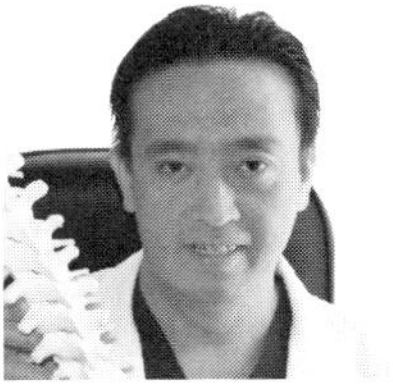

酒井慎太郎

さかいクリニックグループ・代表。千葉ロッテマリーンズ　オフィシャルメディカルアドバイザー。『大沢悠里のゆうゆうワイド土曜日版』腰痛おさらば塾担当（TBSラジオ）。シリーズ30万部の大ヒット『脊柱管狭窄症は自分で治せる!』『分離症・すべり症は自分で治せる!』（学研）等、著書60冊以上

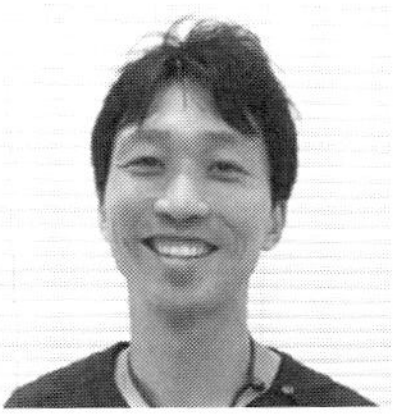

宗村大義

さかいクリニックグループ・診療部長。福島県出身。柔道整復師。さかい保健整骨院から都内整形外科リハビリ部長。関節包内矯正の効果を再認識して再び当院へ。『よーいドン! サタデー』（関西テレビ）でストレートネックについて解説。『ヒルナンデス』（日本テレビ）で腰痛散歩のコーナーに出演。臨床歴10年以上

≪さかいクリニックグループ≫

●さかい保健整骨院　●Himedic system　●さかい関節医学研究所
●Sakai Himedic Solution　●SAKAI LABO　●コンシェル
〒114-0002 東京都北区王子5-2-2-116 王子神谷駅徒歩1分
TEL.03-3912-5411　http://www.sakai-clinic.co.jp/

首《くび》・肩《かた》・腰《こし》・膝《ひざ》の痛《いた》みが驚《おどろ》くほど簡単《かんたん》に良《よ》くなる
関節包内矯正《かんせつほうないきょうせい》セルフケア

2018年10月3日　初版第1刷

著　者 ―――― 廣田加津子《ひろたかづこ》　小山和希《こやまかずき》　小杉賢司《こすぎけんじ》　堀込信顕《ほりこみのぶあき》
監修者 ―――― 酒井慎太郎《さかいしんたろう》　宗村大義《むねむらたいき》
発行者 ―――― 坂本桂一
発行所 ―――― 現代書林
〒162-0053　東京都新宿区原町3-61　桂ビル
TEL／代表　03(3205)8384
振替00140-7-42905
http://www.gendaishorin.co.jp/
ブックデザイン ―――― 吉崎広明(ベルソグラフィック)
イラスト ―――― 村野千草(中野商店)

印刷：広研印刷(株)
乱丁・落丁本はお取り替えいたします。

定価はカバーに
表示してあります。

本書の無断複写は著作権法上での例外を除き禁じられています。購入者以外の第三者による本書のいかなる電子複製も一切認められておりません。

ISBN978-4-7745-1732-2　C0047